XXVIII

COMMENT ON SE DÉFEND DES TUBERCULOSES CUTANÉES

(La guérison des Glandes, Lupus, Chéloïdes)

PAR LE

Dr FOVEAU DE COURMELLES

LAURÉAT DE L'ACADÉMIE DE MÉDECINE
PROFESSEUR LIBRE D'ÉLECTROTHÉRAPIE ET DE RADIOGRAPHIE
LICENCIÉ ÈS-SCIENCES PHYSIQUES, ÈS-SCIENCES NATURELLES ET EN DROIT, ETC.

9 GRAVURES DANS LE TEXTE

Prix : 1 franc

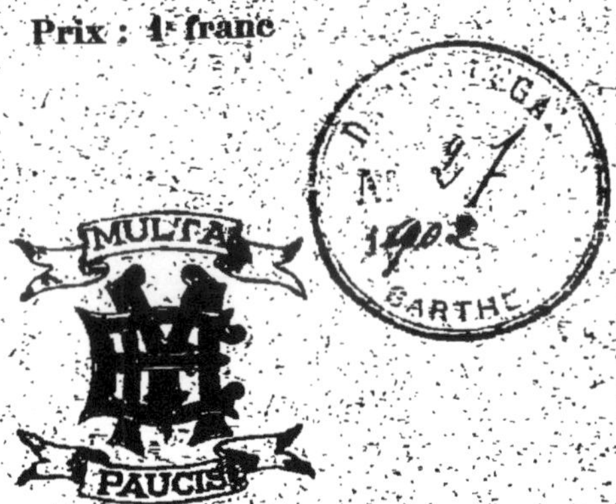

PARIS
L'ÉDITION MÉDICALE MUTUELLE
29, RUE DE SEINE, 29

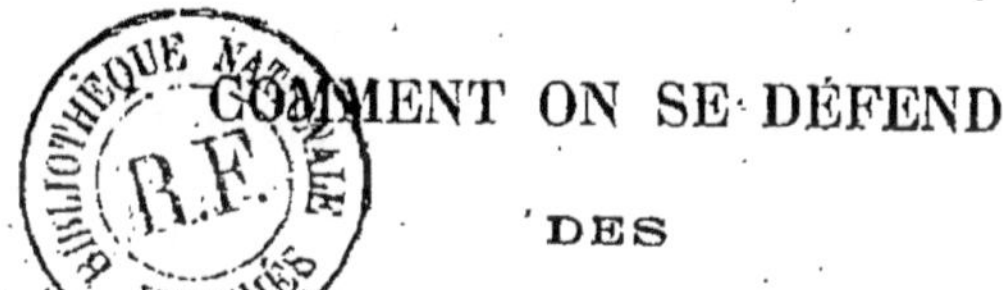

COMMENT ON SE DÉFEND
DES
TUBERCULOSES CUTANÉES

(La guérison des Glandes, Lupus, Chéloïdes)

OUVRAGES DU Dr FOVEAU DE COURMELLES

ÉLECTRICITÉ :

Précis d'Électricité Médicale, 250 pages in-16 ill., Paris, 1891 ; Barcelone, 1893 ; Moscou, 1894 ; 2e édition, 600 p. in-8°, Paris, 1895.
L'Électricité Médicale au XIXe siècle, 32 pages in-12 Paris, 1895.
L'Électricité curative, 400 pages in-12 ill., Paris, 1895.
Traité de Radiographie (Premier enseignement des rayons X, cours libre à la Faculté de Médecine de Paris), 500 p. gr. in-8° ill., Paris, 1897.
Électricité Médicale, 32 p. in-8 ill., Paris, 1898.
L'Ozonoscopie, 20 p. in-8, Montréal, 1898.
Bi-Électrolyse et Pyrogalvanie, 30 p. in-8, Montréal, 1898.
L'Électricité et ses applications, 200 p. in-16 ill., Paris, 1899.
Formulaire électrothérapique, 230 p. in-16, Paris, 1900.
Les Rayons X en pathologie infantile, 32 pages in-8° illustrées, Paris, 1900.
L'Électroscopie, 30 p. in-8, Montréal, 1900.
Osmose et Bi-Électrolyse, 20 p. in-8 ill.. Paris, 1900.
La Lumière électrique en thérapeutique, 20 pages in-8, Rio-de-Janeiro, 1900.
Lupus et Photothérapie, Académie de Médecine, Bruxelles (Ext. du *Bulletin*, 15 p. in-8 ill.), 1900.
L'Année électrique, électrothérapique et radiographique, 2 vol. 350 p. in-8, Paris, 1901 et 1902.

ŒUVRES DIVERSES :

La Peur, la Pauvreté, broch. Paris, 1886.
La Vaginite et son Traitement, 104 p. in-8, Paris, 1888.
Le Magnétisme devant la loi, 50 p. in-8, Paris, 1889.
Les Facultés mentales des animaux, 352 p. in-12 ill., Paris, 1890.
L'Hypnotisme, 330 pages in-12 ill., Paris, 1890 ; Londres et New-York, 1891.
L'Esprit et l'Ame des Plantes, 30 p. in-8, Amiens, 1893.
L'Hygiène à table, 200 p. in-12, Paris, 1894.
L'Esprit scientifique contemporain, 410 p. in-12, Paris, 1899.
Comment on se défend de la neurasthénie, de la folie, de l'alcoolisme, 3 broch. 50 à 70 p. in-8, Paris, 1901.

EN PRÉPARATION :

Comment on se défend de la goutte, de l'asthme.

XXXXVIII

COMMENT ON SE DÉFEND DES TUBERCULOSES CUTANÉES

(La guérison des Glandes, Lupus, Chéloïdes)

PAR LE

Dr FOVEAU DE COURMELLES

LAURÉAT DE L'ACADÉMIE DE MÉDECINE,
PROFESSEUR LIBRE D'ÉLECTROTHÉRAPIE ET DE RADIOGRAPHIE
LICENCIÉ ÈS-SCIENCES PHYSIQUES, ÈS-SCIENCES NATURELLES ET EN DROIT, ETC.

9 GRAVURES DANS LE TEXTE

Prix : 1 franc

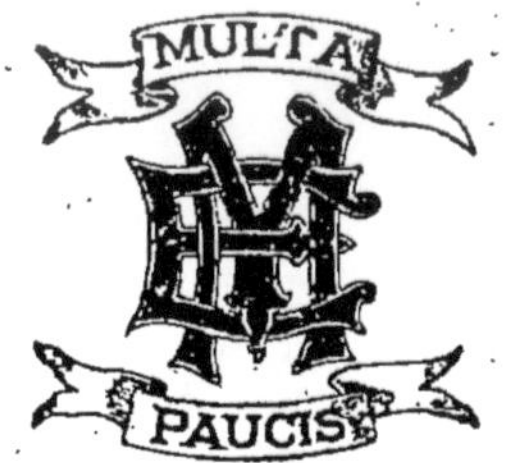

PARIS
L'ÉDITION MÉDICALE MUTUELLE
29, RUE DE SEINE, 29

PRÉFACE

Les tuberculoses cutanées, pour être moins connues du grand public, n'en existent pas moins avec d'épouvantables ravages, plus frappants, parce qu'extérieurs, le tubercule, production anormale, morbide, ne siège pas simplement dans le poumon, dans l'appareil respiratoire, où il produit la désastreuse phtisie, mais encore partout dans l'organisme humain, lésionnant, détruisant; selon la région, il est plus ou moins fréquent. La face, comme le reste du corps, est encombrée souvent par la végétation tuberculeuse; de là, ces efflorescences ou ces rougeurs qui creusent, détruisent et donnent un aspect hideux à l'individu. Les glandes normales en sont également le siège et s'hypertrophient, gonflant, amplifiant certaines régions; et, si l'aspect n'est pas hideux, il est souvent grotesque; la compression des régions, la peau distendue, les nerfs pressés empêchent certains mouvements. D'autres fois, les reins, les organes reproducteurs, les os se prennent... et la dévorante tuberculose locale s'attaque à l'essence de la vie, à sa continuation, au soutien du squelette!...

Que faire?

Est-on désarmé contre les tuberculoses cutanées, externes... ou même l'autre, la pulmonaire?

Nullement et les mêmes moyens sont bons!

En effet, de même que « la phtisie est la plus curable des maladies chroniques », on peut aujourd'hui merveilleusement guérir toutes les tuberculoses, glandulaires, lupiques, rénales, osseuses... S'il s'agit de lésions extérieures, un nouvel agent thérapeutique, nouveau comme emploi médical, mais combien ancien, la *lumière*, donne depuis peu d'années, les meilleurs et les plus incontestables résultats. Si les lésions sont plus profondes. on peut aussi parfois obtenir de la même médication, même pour la phtisie, des succès identiques, et l'inoffensif procédé convient d'être essayé tout d'abord, mais si l'on échoue, la chirurgie toute-puissante enlèvera, si cela est possible, l'organe lésé, contaminant ou pouvant contaminer le voisinage, et la cause supprimée, le malade guérira.

La lumière du soleil, véritable aliment, désiré par tous les organismes, car nous sommes tous *héliophyles*, disai-je dès 1894, est également, bien maniée, un véritable et puissant remède. Mais, comme on ne l'a pas toujours à sa portée, l'homme, l'audacieux inventeur, le maître incontesté de la nature, l'a reproduit avec ses particularités radiantes, calorifiques, lumineuses et chiniques. Il l'a constamment à sa portée, grâce aux diverses lumières électriques. Et c'est depuis ce moment que l'ayant captée, l'ayant à volonté près de lui, il a pu l'utiliser, l'étudier, l'appliquer à tout, à son éclairage, à son chauffage, à sa thérapeutique. Mais, parmi tous les travailleurs, les amas de travaux s'étant succédé depuis dix ans dans cette voie médicale, *photothérapique*, et ils sont nombreux, multiples; il en est un qui les domine tous, c'est Niels R. Finsen, de Copenhague. Patient, observateur, sagace, il a mis des années — et seul le temps est souverain juge quand il s'agit d'apprécier la valeur d'effets curatifs — à noter sur les nombreux lupiques des régions du Nord, sur les variées manifestations tuberculeuses de la peau dans les pays peu favorisés du soleil, l'action du soleil et des lumières artificielles : sa persévérance, sa science ont été couronnées de succès, il guérit désormais d'incurables manifestations. Cependant, on est étonné qu'il ne l'ait pas appliqué à la phtisie ! Mais combien long et coûteux était le traitement. Aussi l'auteur de cet opuscule, souvent sollicité par ses confrères de l'hôpital Saint-Louis, appliquant déjà depuis dix ans diverses méthodes personnelles aux affections cutanées de cet hospice, a-t-il voulu arriver au résultat difficile de *démocratiser* la méthode de Finsen. Il a atteint le but, et des résultats probants le démontrent aujourd'hui surabondamment. Avec son appareil facile à construire, peu coûteux, non breveté et nullement commercial, n'exigeant que de courtes séances, le Foveau-Trouvé ou le radiateur Foveau de divers constructeurs, la *Finsenthérapie* simplifiée est aujourd'hui à la portée de tous les médecins et de tous les malades. L'emploi des méthodes photothérapiques exige évidemment de la prudence et de la science, mais plus n'est besoin de dispendieuses et prolongées séances, et l'on peut dire que les tuberculoses externes sont désormais vaincues; et les internes très améliorées. Inventer une méthode est bien, mais la simplifier, la vulgariser, la démocratiser, la sortir de complications la rendant presque inapplicable, permettant désormais à tous les tuberculeux externes, glanduleux, lupiques de se servir d'une quasi-nouvelle invention n'immobilisant pas les gens de longues heures, peu coûteuse, pratique, comme l'est aujourd'hui devenue la photothérapie Foveau-Trouvé... est peut-être non moins bien. Aux lecteurs de juger !

COMMENT ON SE DÉFEND

DES

TUBERCULOSES CUTANÉES

(La guérison des Glandes, Lupus, Chéloïdes)

PREMIÈRE PARTIE

Des diverses tuberculoses cutanées. — Description et Pathogénie.

Glandes normales et pathologiques. — Le mot générique de *glande*, employé par le grand public, pour désigner toute grosseur anormale, particulièrement certaines tumeurs du cou survenant surtout chez les enfants, n'est nullement scientifique, employé dans cet ordre d'idées. Nous le gardons néanmoins et le laissons dans le titre de cet opuscule, parce que de longs siècles l'ont consacré avec son sens morbide et pathologique. Cependant, et pour montrer que le bon sens populaire n'est pas si éloigné de la science qu'il le peut paraître, nous allons définir la glande, scientifiquement et médicalement. On retrouve, en effet la glande, dans tous les domaines de la vie, dans le végétal, l'animal, l'homme. En botanique, les glandes sont des organes de forme variée, accompagnés ou remplis d'un liquide spécial, différent des liquides qui se trouvent dans les cellules des autres tissus des plantes. La glande est un amas de *cellules*, c'est-à-dire de cet ensemble protozoaire formé de protoplasma, substance vivante par excellence, avec sa partie condensée centrale ou noyau, et son enveloppe extérieure, plus ou moins résistante ; la cellule est un œuf schématisé et sa multiplication forme aussi bien la glande normale ou anormale que l'être vivant tout entier, même le plus complexe. *La* ou *les* cellules constitutives peuvent sécréter des substances multiples, variées, dites sécrétions glandulaires ; ces produits expectorés en quelque sorte par les cellules peuvent être repris par l'organisme et entraînés par le torrent circulatoire ou rester sur place, gêner les fonctions, et dans ce dernier cas, constituer la *glande* pathologique.

Chez les animaux ou l'homme qui nous intéressent surtout et dont maintes maladies sont semblables, certaines cellules spéciales, alors appelées *éléments anatomiques*, entrent en constitution de la glande. Selon leurs propriétés, leur nature spéciale, ces éléments de structure ont reçu différents noms, ils forment les *tissus* ou *parenchymes glandulaires* (normaux ou hyperthrophiés), pathologiquement les éléments sont : 1° un épithélium spécial, nucléaire ou autre, avec certaines cellules à deux noyaux (quand il est pavimenteux, face, pancréas, parotide) ; 2° une paroi amorphe de tubes ramifiés ou non, ou des vésicules closes; 3° des vaisseaux : 4° des fibres lamineux ; 5° des éléments fibro-plastiques ; 6° des nerfs ; 7° des fibres musculaires de la vie organique ou lisses ; 8° des cellules adipeuses. L'organisation de la glande est, on le voit, des plus complexes ; sa vie est latente ou réelle, c'est-à-dire que sa sécrétion n'est pas continue et qu'elle exige des périodes de repos, avec des périodicités plus ou moins espacées et influencées par les systèmes nerveux et musculaire. Aussi devra-t-on agir, en thérapeutique, aussi bien sur la localisation morbide, sur la glande hypertrophiée et morbide que sur le reste de l'organisme. La présence de cellules spéciales, bi-nucléaires, à la parotide implique aussi, là, une multiplication plus facile des cellules, partant une hypertrophie plutôt fréquente, et nous la rencontrons dans des glandes dites *oreillons* dont le retentissement à distance sur l'organisme est très curieux, et parfois épidémique. Les oreillons sont donc bien déjà, au sens populaire du mot, des *glandes*, elles, très guérissables, et de peu de durée. Il n'en est plus de même des glandes tuberculeuses, formations locales, dont nous allons étudier la nature.

La *glande* pathologique est généralement une glande hypertrophiée, ou un ganglion lymphatique, amas de petits corps arrondis ou lenticulaires situés sur le trajet des vaisseaux lymphatiques et développé anormalement. L'inflammation d'une glande, d'un ganglion lymphatique s'appelle médicalement *adénite*, on la rencontre au cou, à l'aine, à l'aisselle, dans les angles organiques pourrait-on dire, là où maints mouvements de la tête ou des membres s'effectuent sans cesse, d'où leur gêne en cas de *glandes*, c'est-à-dire, cette fois, d'inflammation ou d'hypertrophies des glandes ou ganglions normaux.

Évolution et formes de la tuberculose cutanée. — La tuberculose se prête merveilleusement à l'évolution de l'adénite; elle agit sur les glandes, les articulations, soit pour y semer des tubercules proprement dits, soit pour y produire une infiltration particulière, une irritation par des substances morbides, une sécrétion de produits nuisibles et abondants.

Le tubercule proprement dit est formé de cellules épithélioïdes et contient généralement, mais non toujours, une ou plusieurs cellules géantes. Comme leur nom l'indique, ces cellules que l'on retrouve encore dans d'autres affections, ont des dimensions très étendues, avec, souvent, des prolongements larges ou très ténus qui se terminent au loin, s'infiltrant entre les cellules voisines, se tendant la main, peut-on dire au figuré, par de là les autres, pour englober celles-ci et les soumettre à la domination tuberculeuse. Les prolongements amœboïdes cellulaires bien connus, surtout pour les éléments nerveux depuis Goloji et Ramon y Cajal, se retrouvent là pour entourer toute une région d'un réseau destructeur. Il se forme bientôt cependant une zone de petites cellules ou de tissu fibreux résistant pour établir une sorte de barrière entre le tubercule et les tissus voisins, et proclamer, pour ainsi dire, devant la lésion, qu'elle n'ira pas plus loin. L'arrêt ainsi formé est, à un moment donné, définitif et la *glande* suffisamment grosse, ne se développera plus.

L'infiltration tuberculeuse agit un peu différemment, ses cellules épithélioïdes et ses cellules géantes ne sont plus en amas circonscrits, mais en stries plus ou moins larges, disséminées entre les éléments des granulations ou du tissu fibreux récent ; elles sont dispersées, çà et là, et non agglomérées. Les granulations à cellules épithélioïdes et géantes se trouvent surtout près des os, dans des portions de synoviales ; la forme fibreuse existe de préférence dans la carie sèche, la dactylite strumeuse ; l'élément caractéristique du tubercule est la cellule épithélioïde et c'est toujours, affirment les auteurs, dans cette cellule ou bien à son pourtour qu'on trouve le plus grand nombre de bacilles tuberculeux. La cellule géante en contient également en abondance, et elle dérive vraisemblablement de la cellule épithélioïde.

Dans beaucoup de cas, le tubercule débute dans un vaisseau ou un capillaire sanguin, où l'endothélium très irrigué puise les éléments de son développement pathologique. Puis, survient la dégénérescence graisseuse ou calcaire, l'enkystement du tissu morbide qui ainsi ne nuit plus et se cicatrise ; d'autres fois, les cellules épithélioïdes s'atrophient et disparaissent. Les bacilles peuvent ne pas exister dans les articulations tuberculeuses.

Tubercules avec ou sans bacilles. — On sait que Robert Koch a isolé en 1882 le bacille signalé depuis longtemps par le français Villemin comme l'agent pathogène de la tuberculose ; cet infiniment petit a reçu le nom de bacille de Koch. Longtemps on a considéré sa présence dans un tissu comme indispensable pour porter le diagnostic de tuberculose. Même pour la phtisie pulmonaire, sa présence dans les crachats peut manquer et cependant les cavernes commencer déjà à se former ; appelé par des confrères pour examiner aux rayons X des individus à sommets suspects, mais où l'auscultation ne faisait rien entendre, où l'examen bactériologique des crachats ne révélait rien, je trouvai des opacités pulmonaires très caractéristiques et dont l'évolution, l'agrandissement ultérieur révélait bien, confirmait plutôt, la véritable nature, bien vue aux rayons X. Mais si cette augmentation de la lésion se produisait, c'est que le malade ne voulait pas, malgré le diagnostic à lui fait, se soumettre à l'hygiène, au traitement voulu. Pour les glandes, dont à part la gêne et la laideur qui impressionnent, les dangers sont souvent faibles, le patient est plus disposé à se soigner : cela se voit et il ne veut pas être laid ou gauche ! Mais jusqu'ici les traitements étaient longs et souvent impuissants, n'agissait-on pas sur les microbes ? Ne pouvait-on les atteindre dans leurs antres glandulaires ? Ou, les microbes n'existant pas, n'étant pas indispensables, pour produire les lésions, ne pouvait-on agir sur la véritable cause du développement anormal ? Tout est possible. Quoi qu'il en soit, le professeur docteur

H.-W. Middendorp, de Groningue (Pays-Bas) qui, avec maints auteurs, revient à la théorie humorale des ancêtres, démontre que l'organisme sécrète son chimisme morbide, ou plutôt, que maintes lésions manifestement tuberculeuses ne possèdent pas le bacille de Koch. Au XIIIe Congrès international de médecine, à Paris, en 1900, le savant néerlandais est venu apporter, de lui et d'un grand nombre de savants désintéressés, des faits multiples et concluants.

Le tubercule anatomique est souvent produit, on le sait, par la piqûre d'un instrument malpropre, piqûre involontaire de l'opérateur au cours d'une dissection, d'un pansement, le bistouri ayant servi à autopsier ou couper des tissus tuberculeux. Dans ces cas on comprend l'évolution de la glande et on assimile, par analogie, tous les phénomènes semblables et on admettra la formation de glandes par des contacts douteux, par des apports intra-organiques ou les vaisseaux à côté desquels se fera le développement pathologique. Mais ces glandes sont souvent sans bacilles, dit Middendorp, et avec lui, maints auteurs, c'est donc qu'il y a autre chose que l'infiniment petit pour créer la lésion.

Cicatrisation et résorption tuberculeuse. — « La science médicale, écrivait J. Gorgon, en 1891, n'est jamais parvenue à raviver les tissus putréfiés par la tuberculose, ni à reformer le parenchyme des cavernes pulmonaires

Elle a arrêté le mal dans son évolution en renonçant à reconquérir le territoire envahi ; on appelle cela guérison. Les lésions tuberculeuses ont diminué le champ de l'hématose, et ce qui reste sain a une tendance au surmenage par suite d'un surcroît de travail.» Ce qu'écrivait notre distingué confrère en ses *Traitements de la tuberculose* était vrai en 1891 et ne l'est plus aujourd'hui, d'une façon générale, tout au moins. Les poumons cicatrisés semblent bien encore garder leurs cavernes devenues inertes, et encore sait-on bien en quel état les met les puissants courants électriques de haute fréquence ou la lumière chimique agissant maintenant d'une si efficace façon dans la première, voire au commencement de la seconde période.

Quant aux glandes, on agit réellement pour détruire des éléments inutiles, qui sont fondus, dissous, résorbés, repris par la circulation et éliminés peu à peu par le torrent circulatoire et les émonctoires organiques ordinaires.

Mais dans le lupus, la hideuse tuberculose dévorant le visage, nous agissons photothérapiquement, pour cicatriser les lésions et régénérer, reproduire les tissus déjà rongés, et ce merveilleux résultat est atteint. La photothérapie détruit le bacille et agit par irritation substitutive.

Des diverses variétés de lupus. — Les tissus rongés, cependant régénérables, nous amènent à parler du lupus, la forme jusqu'ici la plus résistante, la plus souvent incurable, d'une tuberculose cutanée spéciale.

Le lupus a d'abord désigné tout ulcère rongeant. On l'a souvent confondu avec la lèpre, bien qu'il soit souvent, en réalité, encore plus hideux qu'elle !

On a d'ailleurs aussi confondu celle-ci avec le psoriasis ou eczéma écailleux, avec certains éléphantiasis, de l'épithélioma. Le lupus a reçu son nom de Willan et Bateman ; il désigne des tubercules plus ou moins volumineux, livides, indolents, solitaires ou en groupes suivis, soit d'ulcères ichoreux et rongeants, qui se recouvrent de croûtes brunâtres ordinairement très adhérentes (*lupus exedens*), soit d'une altération profonde de la structure de la peau, sans ulcération préliminaire ni consécutive (*lupus non exedens*). Le premier, le *lupus exedens* est la *dartre rongeante* de beaucoup d'auteurs, l'*esthiomène* d'Alibert. Il attaque ordinairement le nez et se manifeste par un petit tubercule extérieur, d'un rouge obscur, dur, indolent (bouton chancreux) ou quelquefois par une inflammation chronique de la muqueuse nasale avec rougeur et gonflement du nez.

Une légère ulcération s'établit ; elle se couvre d'une croûte qui devient bientôt plus épaisse et qui gagne en profondeur chaque fois qu'elle se renouvelle. Le malade souffre à peine et cependant la peau et quelquefois les cartilages se détruisent et sous la croûte, l'ulcération laisse suinter une humeur séro-purulente et fétide.

Ce lupus se montre aussi quelquefois à la commissure des lèvres, à la paupière inférieure et même sur divers points de la face. Dans l'intervalle des tubercules la peau se tuméfie et devient comme œdémateuse ; les tubercules se confondent par leurs bases ; leurs sommets s'ulcèrent ; il se forme une croûte noirâtre très adhérente et à mesure que l'ulcération gagne de proche en proche, il s'établit, sur les parties où elle s'est développée d'abord, des cicatrices blanches, des espèces de brides irrégulières, semblables à celles que laissent les brûlures.

Le *'upus non exedens serpiginosus* débute ordinairement à la face par des groupes irréguliers de petits tubercules d'un rouge fauve, aplatis, lenticulaires, dépassant à peine le niveau de la peau, ne s'ulcérant pas à leur sommet. De nouveaux tubercules naissent près des premiers et agrandissent successivement les aires des surfaces malades. Plus tard, ceux du centre des groupes s'affaissent, et il se forme des cicatrices blanchâtres comme dans le précédent Souvent le visage acquiert un volume prodigieux, et son aspect peut le faire confondre avec l'éléphantiasis des grecs.

Nous avons admis la précédente classification d'après Littré et Robin, aujourd'hui on connaît surtout le *lupus vulgaire* et le *lupus érythémateux*, celui-ci ressemblant assez au psoriasis, confondu avec la lèpre ; le traitement est d'ailleurs le même dans les deux cas, avec cette différence que le lupus érythémateux cède parfois beaucoup plus rapidement. M. Besnier a encore établi des divisions : le *lupus galopant*, le *lupus scléreux*, le *lupus vorax* et hypertrophique.

Glandes diverses, adénites, acné, épithélioma. — Les tuberculoses cutanées forment souvent aussi des élévations, des bosses, des grosseurs, des *glandes*, pour réemployer le mot du grand public ; c'est moins laid que le hideux et dévorant lupus, et encore plus facilement guérissable. *L'adénite*, la glande du cou, de l'aine, de l'aisselle, est la plus répandue ; mais d'autres glandes peuvent aussi s'hypertrophier, dégénérer, et bien que non encore manifestement classées dans la tuberculose, par l'histologie et l'anatomie pathologique, ont, avec elles, un point commun : la guérison photothérapique. Donc, pour nous, glandes et lupus sont proches parents ; tous deux peuvent s'étendre et s'ouvrir, la glande peut devenir fistuleuse et laisser longtemps s'écouler un liquide plus ou moins purulent, ce sont les *humeurs froides* d'antan. D'ailleurs l'adénite existe encore, mais nous ne nous attarderons pas à la description d'autres phénomènes rares ou complexes. Cependant, nous parlerons encore de deux manifestations cutanées, l'*acné* et l'*épithélioma*, formant à la surface de la peau, des grosseurs qui peuvent être jusqu'à un certain point, qui sont même, nous le répétons, souvent appelées *glandes* par le grand public. Le traitement photothérapique réussit également très bien contre ces manifestations, bien que — dit la science actuelle, variable et changeante comme l'exige le progrès — elles n'aient rien de tuberculeuses. *L'acné* est une inflammation chronique des glandes sébacées, caractérisée par des pustules isolées, acuminées, développées à la face et le plus ordinairement sur les régions scapulaires et sternales, suivies après leur dessiccation, de taches violacées, d'indurations tuberculeuses, ou de petites cicatrices, et presque toujours entremêlées de tannes et d'élevures folliculeuses. L'*épithélioma,* encore appelé parfois *cancroïde,* dérive des glandes, c'est une tumeur épithéliale ; il se montre fréquemment dans les ganglions les plus proches de la portion de peau ou de muqueuse malade en même temps que dans ces membranes ou à peu près ; des glandes cutanées sont hypertrophiées, puis s'ulcèrent, infiltrent les tissus voisins, et la plaie se creuse de plus en plus. *L'ulcération tuberculeuse* qui peut, jusqu'à un certain point, présenter le même aspect, cède également à la lumière, de même que les ulcérations variqueuses.

Chéloïdes. — La *chéloïde* est une tumeur cutanée, une *glande* allongée, une sorte de repli épaissi de la peau, rouge ou violacé et aussi disgracieux que possible. La chéloïde est souvent tuberculeuse. Alibert l'a appelée ainsi à cause de sa ressemblance grossière avec un crabe. Cette tumeur siège parfois au cou, sous le menton, et plus ordinairement sur la partie antérieure de la poitrine et elle est le plus souvent ovale, aplatie, déprimée à son centre, dure et résistante au toucher, recouverte d'un épiderme luisant, aminci et un peu ridé. Souvent stationnaire, elle est plus fréquente chez les femmes, et souvent unique. Son début passe inaperçu, ne produisant aucune sensation, un simple changement de coloration survient, tranchant par la rougeur ou la pâleur sur le voisinage. Cependant, parfois, les malades se plaignent d'élancements, de picotements dans cette région, surtout lors des changements de température et à l'époque des règles. La chéloïde n'est pas dangereuse, bien qu'on l'ait parfois confondue avec le cancroïde. Elle peut aussi se développer sur de véritables cicatrices provenant de traumatismes, de brûlures ou d'opérations, en durcissant ou faisant saillir les brides de la peau. Nous verrons encore la photothérapie être toute-puissante contre les chéloïdes.

DEUXIÈME PARTIE

Traitements classiques. Médecine et chirurgie cutanées.

Parenté des tuberculoses internes et externes. Hygiène. — Quelle que soit la forme de la tuberculose cutanée (glandes, lupus, chéloïdes...) un traitement général par l'air, la lumière, la suralimentation s'impose. L'examen des parents peut fournir de précieux renseignements. D'autre part, il y a souvent des relations étroites entre la tuberculose cutanée et la phtisie ; ainsi, pour le lupus vulgaire notamment, Leloir de Lille, a trouvé sur 312 lupiques (211 femmes et 101 hommes), 113 nés de parents tuberculeux, 64 avec des parents atteints d'accidents scrofulo-tuberculeux, 186 habitant avec une personne (parents, domestiques, camarades d'atelier) atteinte de tuberculose, 26 avec des parents aussi atteints de lupus. Dans sa thèse de Paris, le docteur Paul Darbois qui rapporte ces chiffres, dit avoir constaté qu'un quart des porteurs de lupus étaient en même temps atteints de tuberculose pulmonaire, et que les 7/12e des lupiques devenaient tuberculeux, avant, pendant ou après l'apparition de leur lupus. Pour les autres glandes, le pronostic est moins grave. Mais il est actuellement certain qu'on pourra reculer presque indéfiniment le dénouement fatal par les nouvelles méthodes, et surtout *en prenant l'affection à son début*, en en empêchant l'extension, en la guérissant. On n'avait jusqu'ici que des palliatifs ; germes ou infection, lésion ou irritation subsistaient permanentes, affaiblissaient d'autant l'organisme et ne pouvaient qu'avoir une répercussion fatale pour ses moindres causes d'affaiblissement. En guérissant le mal, et on le guérit maintenant, on enlève la tuberculose locale, épée de Damoclès suspendue sur le patient, et par suite, on peut, l'hygiène aidant, éviter pour toujours l'invasion pulmonaire, ou encore agir de même sur elle.

Cette hygiène est simple, nous l'avons indiquée en commençant : air, lumière, suralimentation.

Actions toniques de l'air et de la lumière. — L'air et la lumière vont généralement ensemble. La lumière semble même plus nécessaire à certains êtres que l'air ; dans une cave, les plantes se dirigent plutôt vers le soupirail éclairé et fermé que vers le soupirail aéré et ouvert ; dans les mines on a vu des plantes (clandestine écailleuse) de dimensions normales de quelques centimètres atteindre des mètres et des mètres pour se diriger vers la lumière insoupçonnée et bien lointaine ; la direction des plantes ou héliotropisme est fixée par le soleil ou les lumières artificielles ; nous-même dans notre *Hygiène et Table* (préface de Dujardin-Beaumetz, Paris, 1894), avons indiquée l'héliothérapie naturelle, nu, en plein soleil, quand cela est possible, comme un merveilleux aliment. Nous multiplions plus loin les exemples, d'après notre communication à la *Société française d'hygiène* du 12 juillet 1901, ils feront comprendre les merveilleux effets du traitement par la lumière dans les tuberculoses en général et les manifestations cutanées en particulier.

Mais auparavant, il nous faut parler du milieu traversé par la lumière, c'est-à-dire l'air, ce milieu si chargé de germes en l'obscurité et formé d'oxygène, d'azote, d'ozone, de crypton, d'argon, d'acide carbonique, de vapeur d'eau... Selon l'altitude, l'ozone ou oxygène condensé, excellent élément vital activant les combustions et la respiration, varie de quantité ; dans les hauteurs, il est plus abondant que dans les bas-fonds, et là est certainement une cause d'action des climats d'altitude ; la chaleur et la lumière favorisent aussi sa production. L'acide carbonique est peu abondant, loin des agglomérations, dans la campagne, sur les hauteurs, et comme il est éminemment insalubre, on voit de suite où il faut envoyer les tuberculeux, cutanés ou pulmonaires, dans les milieux élevés, ensoleillés, presque inhabités; d'où aussi, la salutaire précaution de les faire coucher la nuit, bien couverts, mais la fenêtre ouverte. L'air marin, très ozoné, fait aussi des merveilles. Ce qu'il faut éviter, ce sont les transitions brusques de température, et même dans les stations chaudes, certaines heures sont seules convenables aux promenades des malades.

Nous ne sommes pas entrés dans des détails étendus sur la lumière proprement dite, car ils nous écarteraient quelque peu des méthodes classiques. Nous montrerons plus loin l'influence de la lumière, même sans appareils, mais l'action des stations climatériques ou hivernales, au début des affections, pourraient les enrayer souvent.

Sanatorium. Eaux minérales. — Pour mieux encore appliquer l'air et la lumière au traitement des tuberculoses, quelles qu'elles soient, on préconise beaucoup depuis quelque temps les sanatoria, sortes d'établissements hospitaliers dans les montagnes, où la règle, le repos, la suralimentation accompagnent l'air et la lumière. Ces établissements ont même vu s'améliorer des lupiques sans traitement spécial, mais ils ne sont pas à la portée de toutes les bourses, et ne sont pas, heureusement, on le verra plus loin, indispensables; ils impliquent aussi la nécessité d'abandonner ses occupations, ses intérêts, sa famille...

Certaines eaux minérales offrent également l'air, la lumière, l'hygiène et leurs vertus spéciales, actives en l'espèce, comme Bondonneau (Drôme), Kreuznach, Salies de Béarn, Salins, Bez, Bagnères de Luchon, Barèges, Uriage, Allevard, La Bourboule, le Mont-Dore.

Suralimentation et médications. — La suralimentation se fait par les corps gras absorbés en quantités assez considérables, l'huile de foie de morue blonde ou brune, selon les estomacs, la créosote ou le gaïacol bien maniés, les arsenicaux, les iodures et les chlorures... Nous préférons toutes ces médications prises comme des aliments, par l'appareil digestif, de préférence à toutes les injections que nous ne voulons voir administrer qu'en cas d'absolue nécessité et d'intolérance stomacale ou rectale. Quant aux diverses sérothérapies plus ou moins vantées, leurs succès contre les tuberculoses cutanées sont plus que discutables. Les ***pommades résolutives*** en applications locales, les ***caustiques***, les mélanges produisant *in loco* des réactions chimiques, les ***injections*** au pourtour ou dans les glandes, dans le tissu lupique, échouent aussi généralement. Les ***caustiques*** (acide salicylique et créosote) d'Unna n'ont d'action bactéricide qu'au contact et ne réagissent nullement à distance chez le lupique, il les faut prolonger longtemps

Chirurgie cutanée. — Les services médicaux de l'hôpital Saint-Louis, comme vraisemblablement les instituts dermatothérapiques étrangers d'Unna et de Kaposi, ressemblent presque à des salles de chirurgie, on n'y voit que plaies béantes et ensanglantées, du sang sur le sol, du sang sur des linges, sur de l'ouate. L'antisepsie compte généralement peu dans ces opérations au scarificateur ou au thermo-cautère, et cependant on n'a pas encore signalé, que je sache, de cas de contagion. Mais pour le pauvre malade ou le profane, la vue de cette... boucherie, est inquiétante, affolante même. Cependant, ce sont encore ces méthodes médico-chirurgicales qui, sans être absolues, donnent les meilleurs résultats de l'heure présente, en exceptant toutefois la souveraine photothérapie dont nous parlerons longuement.

La *pyrogalvanie* (Foveau de Courmelles, *Formulaire électrothérapique*), se fait par une pointe de cautère en platine rougi par le courant électrique et enfoncée profondément dans les tubercules, ou par une lame enfoncée profondément et en quadrillage dans les tissus lupiques, jusqu'au tissu cellulaire sous-cutané. Ces deux méthodes sont douloureuses et même la seconde exige l'anesthésie chloroformique. Les glandes ne sont pas passibles de ces procédés, le thermo-cautère a également été employé contre le lupus (Guibout, 1880), alors que le galvano-cautère n'était pas maniable comme aujourd'hui.

La *scarification* se fait par un petit bistouri spécial et quadrille le tissu morbide; elle doit être fréquemment et longtemps répétée, elle est douloureuse, mais maints lupiques s'en trouvent bien.

Le *raclage* se fait plus profondément avec une curette, il agit aussi ; s'il produit une hémorragie du lupique, une application du crayon de nitrate d'argent suffit à l'arrêter ; souvent on le complète de caustiques (Leloir).

L'*ablation* peut se faire pour la glande, le lupus, la chéloïde, selon l'étendue des lésions, on réunit par première intention, ou l'on fait des autoplasties, des greffes, cela exige de véritables manœuvres chirurgicales, avec toute l'asepsie voulue, et la cicatrisation exige de un à trois mois ; les résultats seraient, au double point de vue, esthétique et curatif, très satisfaisants. C'est la cure radicale du lupus. L'anesthésie est nécessaire.

Electricité. — Tous les procédés : cautérisation ignée, scarification, râclage, sont longs, souvent infidèles, mais les malades préfèrent les moyens peu douloureux, et surtout la photothérapie, quand ils l'ont essayée, parce qu'elle est absolument indolore et inoffensive quand elle est bien maniée, mais citons encore l'*électricité* qui lui a préparé la voie, l'*électrolyse* notamment. Il semble que ce soit une électrolyse profonde qui agisse encore dans l'emploi de la lumière chimique. Nous avons vu des glandes céder (1) à nos applications *bi-électrolytiques*, le courant galvanique

(1) Dr Foveau de Courmelles : *L'Électricité curative*, préface du Dr Péan, 320 p. ill., Paris, 1895. — *Formulaire électrothérapique*, 230 p. in-12, Paris, 1900.

servant à la fois à ouvrir les pores de la peau, à réagir profondément et à faire circuler des *ions* dissolvants obtenus aux dépens de l'iodure de potassium surajouté. (Communication à l'Institut du 24 novembre 1890, et l'*Electricité curative*, Paris, 1895.) J'ai également fait des expériences contre le lupus (service du professeur Fournier, 1892-93), mais l'action m'a paru trop lente et trop difficile à obtenir, et je n'ai pas persévéré. Plus tard, comme d'autres observateurs et ainsi que je le dirai plus loin, j'ai essayé avec succès les rayons X, les courants de haute fréquence, c'est-à-dire des effluves, radiations, violettes et ultra-violettes, mais ces procédés sont longs, dispendieux et moins sûrs que l'action chimique de la lumière,

---

TROISIÈME PARTIE

Traitement photothérapique.

Actions antiseptiques de la lumière.

L'*action microbicide*, parfois destructive, du fluide lumineux sur l'homme, l'animal, le végétal, le minéral même, paraît avoir été connue de tous temps ! Ne disons-nous pas qu'il mange les couleurs ; ne connaît-on pas les brûlures des coups de soleil autant lumineux que calorifiques, les combinaisons chimiques favorisées par la lumière; les objets souillés, salis, contaminés, ont été et sont encore, d'instinct, exposés au soleil, à la lumière, à l'air. Les moisissures, les fermentations ne se développent qu'à l'obscurité, relative ou absolue. Et au fur et à mesure que le culte du corps et de la forme, rénové à la Renaissance, imposait, inconsciemment en quelque sorte, l'hygiène : la lumière entrait de plus en plus dans les habitations, y atténuant, détruisant même certaines affections morbides. Les Annamites et les Tonkinois rendent, paraît-il, potables des eaux infectes de marais dangereux en les exposant au soleil dans des calebasses, en les agitant plus ou moins souvent, suivant l'intensité des rayons de l'astre On décante le liquide qui s'est séparé des matières organiques montées à sa surface, des matières minérales tombées au fond, et l'eau est ainsi devenue potable. Les linges exposés au soleil, aux fenêtres ou sur l'herbe des prairies se blanchissent sous l'action de la lumière éclatante et sous celle de l'ozone atmosphérique; ozone et lumière vont d'ailleurs très bien ensemble. Houzeau a trouvé, pour nos pays, un maximum d'ozone pour les brillantes journées de juillet, de même Pietra Santa, aux Eaux-Bonnes; les formes électriques, comme l'électricité statique, la haute fréquence qui ont beaucoup de radiations ultra-violettes, produisent aussi beaucoup d'ozone.

L'influence de la lumière par irradiation solaire ou électrique sur les bactéries a été démontrée par Buchner, Arloing, Nocard, Roux, Strauss, Duclaux,

Gaillard, Roope, Geisler, Pansini, Downes, Blount, Chemielewski, Janowski...

Diverses cultures exposées au soleil sont devenues inoffensives ; des liquides contaminés n'ont plus fourni de cultures. C'est la couleur violette qui se montre la plus énergique souvent. Toutes les lumières, à des degrés divers, ont ces actions : le soleil, l'arc électrique, le bec Auer, l'acétylène, le pétrole, le gaz, la lune, les métaux (1),... émettent des rayons influençant les plaques photographiques, le pouvoir chromogène de certains bacilles (le *prodigiosus* par exemple), la vitalité microbienne .. On a pu localiser et rendre l'action bactéricide évidente.

La bactéridie charbonneuse est détruite au bout de vingt-cinq à trente heures d'exposition au soleil ; le bacille de Koch, celui de Lœffler perdent leur virulence.

Voici comment Finsen a pu localiser, avec une grande force de lumière, supérieure aux sources employées avant lui, l'action microbicide lumineuse, de façon à être sûr d'un effet thérapeutique déterminé à produire. Il s'est servi de neuf flacons plats et rectangulaires à parois intérieures enduites de gélatine-peptone ou de gélose-peptone ensemencées de cultures variées : bacillus prodigiosus, microbe d'Eberth, bactéridie charbonneuse ; extérieurement, les parois étaient recouvertes d'une feuille de papier, noir en dedans et

(1) Expériences de Moser et Bréguet, de 1840, in *Traité de Radiographie*. Dr Foveau de Courmelles, Paris, 1897.

blanc en dehors, vers la lumière, de façon à éviter l'absorption des rayons caloriques et l'influence intense de la lumière (80 ampères). Cependant, on laissait pénétrer celle-ci, mais en des points restreints, par des ouvertures dans le papier et on la laissait agir pendant des durées déterminées indiquées par des chiffres dessinés sur le verre et variables pour chaque point. Un flacon fut exposé à la lumière solaire concentrée, un autre, non, puis tous deux étaient placés à l'obscurité pour pouvoir constater d'un coup d'œil les résultats expérimentaux. Si tous les bacilles étaient tués en un point, le chiffre inscrit se dessinait nettement sur le milieu de culture par les colonies développées, à l'abri des parties colorées en noir ; et comme ce chiffre indiquait une durée, les bacilles eux-mêmes déterminaient leur vitalité, par suite le temps d'exposition nécessaire pour les faire périr. On a ainsi établi des courbes avec le spectre normal et déterminé les pouvoirs bactéricides divers en répétant maintes fois l'expérience, toujours concluante. Finsen a pu conclure que la lumière solaire concentrée était quinze fois plus active que l'autre, et que l'arc voltaïque l'était plus encore. L'ultra-violette est 360 fois plus microbicide que le rouge.

Si on inocule des cobayes du microbe de la tuberculose et qu'on en expose une partie à la lumière (soleil, arc, rayons X), les autres restant dans l'obscurité, les premiers guérissent, les autres succombent. Le choléra et la fièvre typhoïde se comportent inversement, et cela d'accord avec les données chimiques.

Les phénomènes se passent de même dans le corps humain, car la lumière le traverse ainsi qu'on le peut constater en plaçant une plaque derrière la main insolée (Onimus, Foveau de Courmelles...), l'oreille rendue exsangue par compression et exposée à la lumière violette (Finsen), la main posée sur une plaque sensible dans la chambre noire et révélant des effluves digitaux s'il y a eu condensation de lumière (J. Luys, David, Brandt)...

Les faits que je viens d'exposer permettent de comprendre la double action lumineuse de la lumière sur la cellule vivante, sur ses parasites, sans parler des actions thermiques et électriques qui s'y surajoutent forcément, mais dont les effets apparaissent plutôt comme peu importants.

En 1890, en mon livre l'*Hyptonisme*, je signalai l'influence des couleurs sur les nerveux et y revenai le 28 juillet 1891, à l'Académie de médecine (*Chromothérapie*).

La première application thérapeutique de la lumière, inconsciente d'ailleurs, est de 1891 ; elle est due au docteur Von Stein, de Moscou, qui, explorant la gorge d'un patient avec une petite lampe à incandescence vit l'abolition du réflexe laryngien. Il put conclure à l'action anesthésique de la lumière électrique. Je l'employai contre la neurasthénie, concurremment avec la douche électrostatique sur la tête (*Revue de Polytechnique Médicale*, fév. 1893). On put la reproduire dans l'arthritisme, par cette même lumière (Dr Joseph Gérard, 1893) et pour les rayons X (Dr Sokolov, de Saint-Pétersbourg, 1898). Mais les essais méthodiques et continus ne datent que de 1895. A cette époque, d'après Tillmann, Thayer a soumis des lupiques à l'action de la lumière solaire concentrée au moyen d'une lentille biconvexe dans le but d'utiliser surtout les effets caloriques de ces radiations. En 1896, Otterbain publie, à Trèves, un cas de lupus traité par un empirique au moyen du « verre ardent ». Un certain Maximilien Mehl, écrit le Pr Finsen, de Copenhague, utilisa le même procédé, Enfin, Ziegebroth (juin 1895) signale que le Dr Lahmann a traité deux cas de lupus par la lumière électrique combinée avec l'usage de la douche filiforme alternativement chaude et froide ; la source employée était une lampe voltaïque de douze ampères avec réflecteur parabolique dont elle occupait le foyer, ainsi que l'avait fait (février 1893) G. Trouvé pour ses fontaines lumineuses, principe que nous devions reprendre et appliquer méthodiquement ensemble (fig. 1). Le patient commençait par dix minutes, puis arrivait à des séances d'une demi-heure. « Cette disposition envoyait des rayons non convergents, mais parallèles et d'intensité bactéricide trop faible. En effet, écrivait inexactement le Dr Finsen, dans la *Se-*

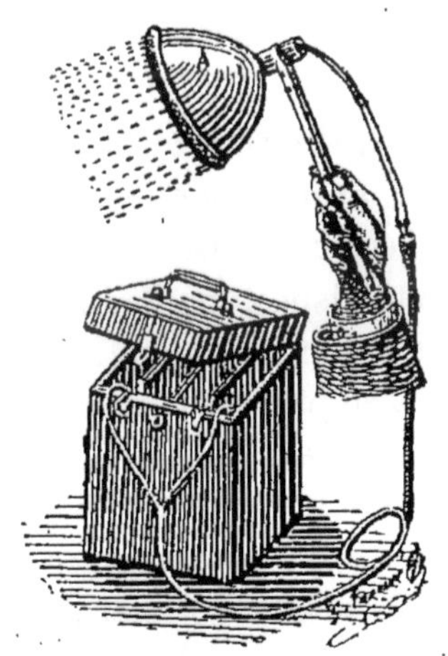

Fig. 1.
Lampe focale et réflecteur parabolique, avec batterie portative d'accumulateurs.

maine Médicale de 1897, « si ces rayons lumineux pouvaient guérir le lupus, jamais on ne verrait cette affection survenir à la face, le visage étant une partie du corps fréquemment et plus ou moins longuement exposée aux rayons solaires, qui sont plus intenses que la lumière employée par M. Lahmann. » L'extrait que nous donnons plus loin de la récente thèse inaugurale du Dr Paul Darbois, se basant sur la rareté du lupus dans les pays chauds, répond victorieusement à notre illustre confrère de Copenhague qui peut être, certes, considéré comme un créateur de méthode. Quant à la faiblesse des rayons paraboliques de Lahmann, en 1895, cela tenait à son dispositif, au mélange des diverses lumières et à leur dispersion : le miroir parabolique, s'il est seul, ne faisant qu'écarter les rayons sur une grande surface, celle de la section extérieure du réflecteur ; aussi Finsen a-t-il eu raison de critiquer cette disposition donnant peu de rayons chimiques sur les petites surfaces lupiques à traiter.

L'emploi de la lumière pour le traitement du lupus comportait donc déjà des essais de quelque valeur et pouvant fournir une base à des recherches ultérieures, et les rayons chimiques étaient connus depuis trente ans des botanistes et des zoologistes, malgré l'affirmation contraire de Finsen qui ajoute : « J'ai cru devoir, en conséquence, reprendre de fond en comble l'état de cette importante question. »

Après la découverte de Rœntgen (décembre 1895) et les dermatites des premières radiographies, les essais microbicides contradictoires (voir mon *Traité de radio-*

graphie, premier enseignement des rayons X à la Faculté de Médecine de Paris), on eut l'idée d'appliquer chez Hoffa, notamment à Wurzbourg où je les vis en 1897, les rayons X à la cure du lupus ; on obtint des succès, la haute fréquence en donna aussi, j'en ai même obtenu par ces deux moyens (*Annales d'électrobiologie*. novembre 1898 et *XIIIe Congrès Internatioal de Médecine,* 1900). En outre, comme maints auteurs, ces effluves violettes m'ont donné des améliorations et des cures de la tuberculose pulmonaire, de la phtisie, ce qui coïncide avec l'envoi fait depuis des temps immémoriaux de ces malades vers les pays ensoleillés ; j'ai obtenu aussi des résultats, diminution de la toux et des crachats avec la photothérapie cutanée, sur les cavernes. Au *Congrès de Médecine* comme au *Congrès d'Electrologie* (1900), Schiff et Freund ont communiqué d'intéressants cas d'affections bacillaires et parasitaires guéries par les rayons X (J'ai reproduit exactement et longuement leurs conclusions dans l'*Année Electrique* de 1900 et en mon étude sur la *Radiothérapie infantile* dans les *Annales de Médecine et de Chirurgie infantiles* du 15 février 1901). Toutes ces améliorations de tuberculeux pulmonaires, traités par la haute fréquence, de mon radiateur sont vraisemblablement dues à des actions nutritives et bactéricides.

Quoi qu'il en soit des diverses méthodes radiothérapiques ou de la priorité de l'idée purement photothérapique et de la valeur des recherches antérieures, les travaux de Finsen qui ont pour eux la consécration du temps, ont donné jusqu'ici les plus beaux et les plus constants résultats thérapeutiques, d'où le nom justement donné à Copenhague de Finsenthérapie à sa méthode ; j'ai pu l'entendre exposer par le chef de clinique de Finsen et me renseigner directement par lui, d'abord au Congrès annuel de la Société de Dermatologie, dès le commencement de l'année 1898 (1), puis au grand Congrès de Médecine de 1900 ; en outre, en relation personnelle depuis plusieurs années avec Finsen et avec Hoffa, de Wurzbourg, j'ai pu, par des photographies, me rendre compte de l'évolution de ces deux méthodes de lumière chimique. Finsen a été amené par diverses tentatives à supprimer de la lumière solaire que l'on n'a pas toujours à volonté ou de la lumière électrique à arc, les rayons calorifiques qui brûlent les tissus, les ultra-rouges, les rouges, les oranges et les jaunes et à ne garder que les rayons chimiques. La radiothérapie, par action antiseptique ou modificatrice, paraît donc être purement un ensemble de phénomènes chimiques, thèse que je soutiens depuis longtemps. Les radiations bleues ou violettes sont donc seules utilisées ; on les obtient « en faisant passer les rayons lumineux à travers une couche d'eau colorée par le bleu de métylène ou le sulfate de

(1) Nous avons déjà exposé tout au long ces succès dans nos articles de la *Revue Encyclopédique Larousse* sur les *Rayons X* et les *Cures de lumière* des 6 mai 1899 et 23 mai 1900 ; nous donnons même plus loin des gravures extraites de ces articles.

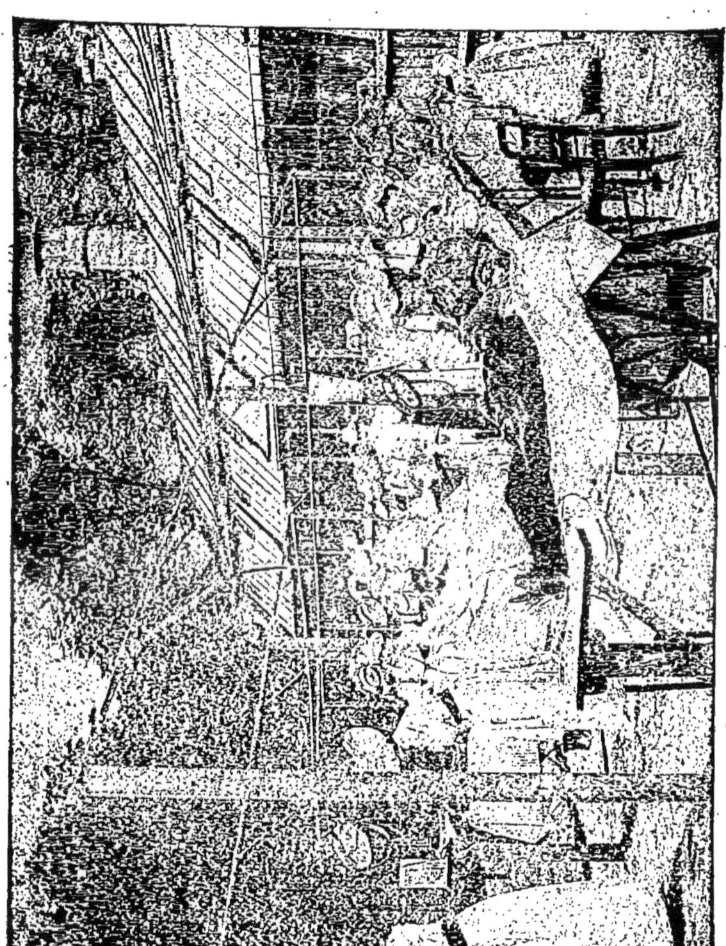

Fig. 2. — Installation solaire de l'Institut Photothérapique de Copenhague.

cuivre ammoniacal. On obtient ainsi une lumière bleu-violette qui est microbicide par excellence. » Le quartz ou cristal de roche qui ne laisse passer que les rayons ultra-violets est suffisant et nous nous en contentons, M. Trouvé et moi, dans la Finsenthérapie simplifiée et pratique dont nous sommes les auteurs (*Institut,* 24 décembre 1900).

L'action sur la peau — sur la peau rendue absolument exsangue par la compression et dont les hématies empêchent le chimisme — n'est pas immédiate, ce qui prouve — écrivait le Dr Bang, chef du laboratoire de Finsen, en la *Radiographie* (1) — qu'il ne s'agit pas d'action calorifique ; ce n'est que six à dix heures après la séance que se produisent une rougeur, une tumeur, c'est-à-dire les réactions d'une inflammation légère et sans douleur. « Un suintement séreux, des phlyctènes « jamais » purulentes se produisent parfois. » La rubéfaction persiste parfois, quinze à trente jours même après la cessation du traitement. Peau saine et placards lupiques réagissent de même.

Mais au siège seul des lésions se forment des cicatrices solides, des néoformations conjonctives dépourvues de bacilles de Koch. Aussi Finsen affirme-t-il l'action double de la lumière chimique : bacillaire et irritative, l'infiniment petit est détruit et les tissus enflammés ont une phagocytose exagérée et se réorganisent par affluence des cellules embryonnaires.

(1) Dr Foveau de Courmelles, *L'Année Électrique,* 1900.

Aussi peut-on se demander, dit le Dr Paul Darbois en sa récente thèse de Paris sur *le traitement du lupus vulgaire suivant les indications*, « si ces modifications qui s'effectuent si rapidement sous l'action des rayons concentrés, la nature ne les réalise pas spontanément dans les régions où le soleil est particulièrement ardent, mais avec une lenteur progressive qui fait qu'elles échappent à l'examen. De tout temps, en effet, on a constaté que le lupus était plus commun dans les pays froids, humides et nuageux, que dans les contrées sèches, lumineuses et chaudes. Enfin, chose digne de remarque, les races dont la peau présente au plus haut degré cette pigmentation noire qu'amène infailliblement l'action prolongée des rayons solaires, les races nègres sont extrêmement rebelles à toute tuberculose cutanée. Le Dr Selim-Fahmy, médecin depuis de longues années dans la Haute-Egypte, et le Dr Isidore Dyer, de la Nouvelle-Orléans, ont bien voulu nous donner sur ce point les renseignements suivants : « En Égypte et à la Nouvelle-Orléans, les nègres payent un large tribut à la tuberculose viscérale autant, sinon plus, que les blancs. Au contraire, la tuberculose cutanée est chez eux une rareté. Elle est exceptionnelle en Égypte ; à la Nouvelle-Orléans, elle est infiniment plus rare chez le noir que chez le blanc. »

Le Dr Bouillet, notre collègue de la Société d'Hygiène, qui connaît la Nouvelle-Orléans et y a vu les nègres dans un état de saleté absolument repoussant, confirmait le fait de la séance de juillet 1901, en faisant remarquer qu'il y aurait là cependant toutes les conditions voulues pour l'éclosion de la tuberculose cutanée.

« D'où vient — continue le Dr Darbois — une si notable différence ? La température de ces régions chaudes ne saurait l'expliquer, puisque les blancs et les noirs la subissent également. Ne pourrait-on l'attribuer en partie à l'influence des rayons solaires produisant une action différente et plus ou moins puissante suivant le degré de pigmentation de la peau ? Ne faut-il voir, au contraire, qu'une affaire de prédisposition ancestrale ? Ce sont là des questions que nous ne ferons que poser, sans essayer de les résoudre. »

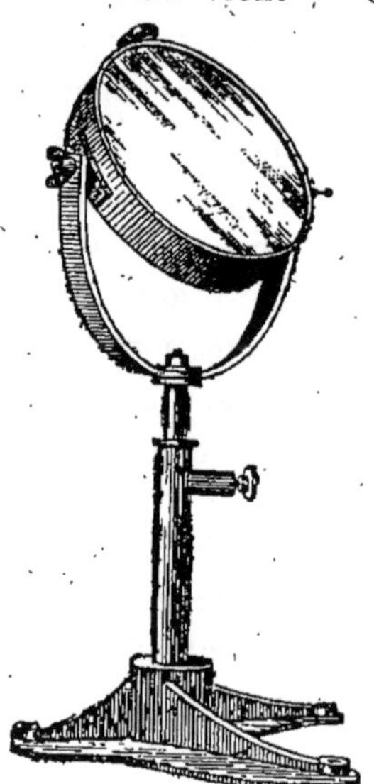

Fig. 3.
Appareil solaire.

Finsen, cité plus haut dans cet ordre d'idées, se trouve ainsi réfuté, quant à l'action des rayons paralléliques, remarquons d'ailleurs que nous ne recevons que bien peu de cette façon les rayons solaires partout dans nos climats, où il faudrait pour cela s'y exposer à l'heure de midi pendant les jours les plus chauds !

En nos pays, à Paris, à l'hôpital Saint-Louis, on a essayé sans succès, parce qu'irrégulier, le soleil, dans l'appareil solaire de Finsen (fig. 3) qui, cependant, réussit à Copenhague !

Le Finsen ou le Finsen simplifié Foveau-Trouvé — ce dernier ayant aussi fait ses preuves dans les hôpitaux de Paris en 1900 et 1901 — restent seuls, comme traitements efficaces, constants, des glandes, des lupus, des chéloïdes, des acnés, des épithéliomas, etc.

La lumière est un ensemble très complexe de radiations calorifiques, lumineuses, chimiques, toutes peuvent être utiles selon les cas ; j'ai obtenu des succès dans les myélites, l'ataxie, les rhumatismes, avec la lumière totale; la lumière rouge réussit aux varioleux et aux scarlatineux (Finsen, Schoull), mais il ne faut que la lumière chimique, celle des rayons violets ou ultra-violets, qui influencent la plaque photographique, comme la rétine de certains aveugles (1), pour agir sur les manifestations tuberculeuses extérieures. Nous allons donc décrire comment Finsen est arrivé à isoler la lumière chimique.

Méthode de Finsen. — Nous avons déjà vu le nom de Finsen apparaître ici souvent ; nous allons décrire sa méthode, car c'est d'elle que découle le *radiateur* simple et pratique qui nous occupera ensuite et sur laquelle nous aurons à insister. Le pouvoir bactéricide et curatif de la lumière qui nous est connue en démontre immédiatement la puissance Les rayons X, les effluves statiques ou de haute fréquence qui ont eu des

(1) Dr Foveau de Courmelles, *Examen de 240 aveugles* 19 perçoivent les rayons X que ne voit pas l'œil normal (*Institut*, 21 mars 1898.

succès et ont essayé vainement de la supplanter et de la remplacer, parce que trop dispendieuse, sont souvent infidèles, quoique de l'ordre lumineux, agissant comme elle sur le lupus, les glandes, les chéloïdes. Seul, le traitement de notre savant confrère danois, le docteur Niels R. Finsen, de Copenhague, est constamment efficace, et s'il n'est pas entré de suite dans la pratique, même hospitalière, c'est par suite des dépenses énormes nécessitées par l'outillage d'abord et son fonctionnement ensuite, mais il a fait ses preuves ; le prix Nobel, de 20.000 couronnes, vient de lui être légitimement attribué.

Finsen emploie indifféremment le soleil ou l'arc électrique qu'il a progressivement élevé de 30 à 80 ampères pour obtenir ses succès bien connus. En relations avec Finsen et ses élèves (Bierang, Borchammer) depuis maintes années, j'ai été constamment au courant des résultats obtenus au local d'institut photothérapique de Copenhague, subventionné d'ailleurs par l'Etat et la Ville.

L'appareil (Fig. 4 et 5). qui sert à concentrer et à filtrer la lumière du soleil est formé essentiellement d'une lentille plane convexe creuse, de 20 à 40 centimètres de diamètre, remplie d'une solution ammoniacale de sulfate de cuivre, d'un support métallique en forme de fourche, qui la porte et lui permet des mouvements de rotation, d'élévation ou d'abaissement. Dans la pratique, cet appareil est assez complexe, un peu semblable à un télescope, pour amener les rayons lumineux et les concentrer sur la région malade ; deux

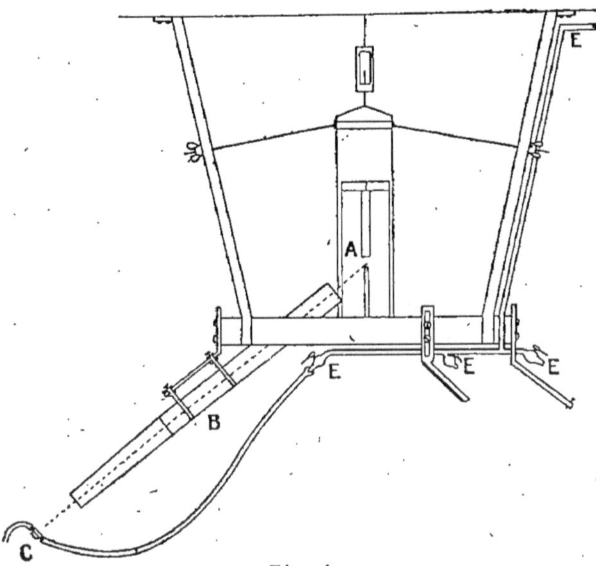

Fig. 4.

Appareil Finsen.

A. Arc voltaïque. — B. Lunette pour faire converger et filtrer les rayons de l'arc. — C. Eau allant au compresseur séparé. — E. E. Conduite d'eau.

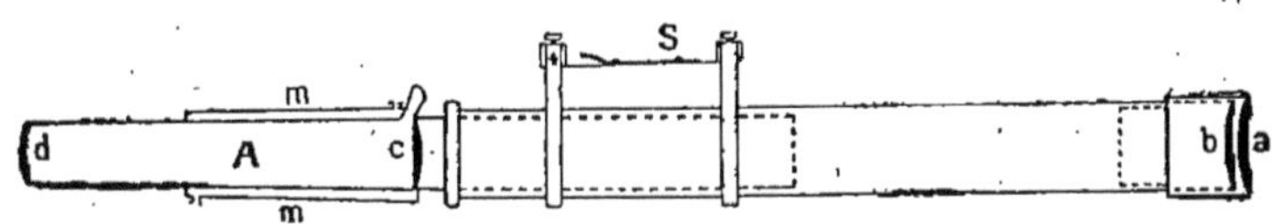

Fig. 4.

Détail de la lunette et de l'appareil précédent 1/10e de grandeur naturelle.

A. B. Système de deux lentilles pour rendre parallèles les rayons divergents de la lampe. — C. D. Lentille à faire converger les rayons sur la partie malade. – A. Tube rempli d'une solution de sulfate de cuivre ammoniacal. — MM. Manchon où circule un courant d'eau froide. — S. Support.

lentilles planes convexes limitent un espace contenant 10 litres d'eau distillée. La solution cupro-ammoniacale, filtre de lumière, complète l'appareil placé entre les deux dernières lentilles, soit en un cylindre très aplati, limité par des verres plans ; elle se trouble facilement, aussi est-elle facile à remplacer ; la quantité en est également variable, car il se produit forcément une élévation de température qui est supportée par tel ou tel malade, surtout si l'on songe à la force électrique employée, un arc voltaïque de 80 ampères environ, l'éclairage de 20.000 bougies normales, qui peut tuer la plupart des microbes pathogènes en une ou deux minutes et les affaiblir en une ou deux secondes.

Les rayons lumineux, d'abord parallèles, se concentrent enfin au foyer de la dernière lentille, convergente, en quartz ou cristal de roche, qui laisse passer presque toutes les radiations chimiques ultra-violettes. Le point focal contient encore un peu de chaleur ; aussi ne place-t-on pas le patient exactement en ce point, mais à une certaine distance, qui se trouve facilement quand on a l'habitude de manier l'appareil. Si l'on emploie le soleil, il y a également des corrections à faire selon le déplacement de l'astre. Si la lumière est trop forte, on concentre davantage la solution bleue ; on la fonce par l'addition de liquide cuprique plus dense.

Ce n'est pas tout encore. Pour l'action thérapeutique, il faut rendre perméable à la lumière les tissus vivants qui le sont peu ou point ; il faut les rendre exsangues pourqu'ils soient facilement traversés. Aussi M. Finsen a-t-il construit des appareils compresseurs avec rubans élastiques, qui doivent être surveillés, les séances étant longues encore d'une heure à une heure un quart, après avoir été d'abord de deux heures. On a fait des compresseurs avec deux plaques de quartz, entre lesquelles un courant d'eau froide facile à régler circule constamment. Il faut une infirmière près de chaque malade qui veille à ce que la compression soit bien faite (fig. 6), et s'il s'agit d'un appareil solaire, règle l'orientation de l'appareil avec la direction variable des rayons du soleil.

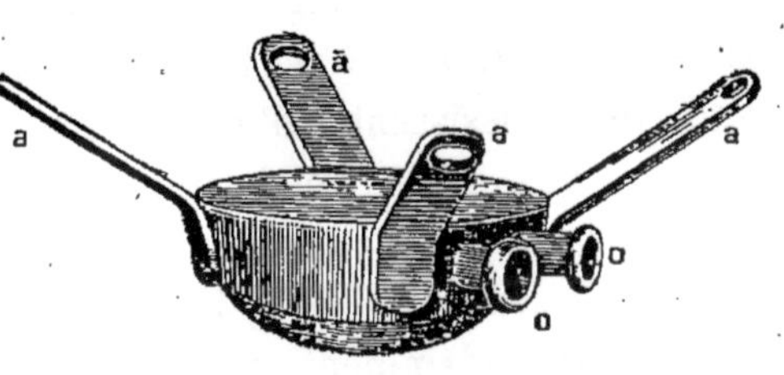

Fig. 6.
Compresseur séparé de Fisen, appliqué par un infirmier sur la partie malade.

Finsen a communiqué ses résultats l'an dernier au Congrès international de médecine de Paris : il avait, à la fin de 1899, sur 462 cas de lupus vulgaire, 311 guéris, 121 encore en traitement, et 30 à traitement interrompu avant la guérison complète ; 34 cas de lupus érythémateux : 12 guéris, 10 en traitement, et 12 partis avant guérison ; 13 cas d'épithélioma avec 3 guéris, 2en traitement et 7 partis avant guérison ; 17 acnés (vulgaire et rosacée) avec 9 guéris, 1 en traitement et 7 partis ; 29 pelades, avec 22 guéris, 1 en traitement et 6 partis ; 62 dermatoses variées, dont

10 cas de nœvus vasculaire, plusieurs ont guéri et les autres améliorés. Les résultats plastiques sont très beaux et à l'Exposition universelle de Paris de 1900 on pouvait, à côté de l'outillage de Finsen, voir les photographies les plus démonstratives.

Les effets curatifs de la lumière chimique sont superbes, indiscutables, supérieurs à tous les autres procédés, mais exigent une moyenne de quatre à six mois et même plus longtemps tout en n'étant pas, faisons-le remarquer, à part les moyens chirurgicaux quand ils réussissent, d'une durée de traitement supérieure aux autres médications quand les dermatoses (lupus, glandes, chéloïdes, etc.) sont très étendus, la durée des séances (1 h. 1/4 au lieu des deux heures du début) est évidemment un grand écueil, une scarification. souvent efficace, se fait en un maximum de cinq minutes, et ces longues séances sont parfois répétées bi-quotidiennement. Les malades, qui ne sont pas tous également défigurés doivent se trouver quatre ensemble, ce qui ne leur est pas toujours agréable. En outre, ces longues séances sont combien coûteuses et fatigantes. On couche les malades sur un lit pour qu'ils puissent rester immobiles ce long temps ; elles sont même impossibles aux pauvres gens pour qui le temps c'est de l'argent et qui, obligés de travailler, n'ont pas le loisir de rester tous les jours à l'hôpital des heures entières, attente et séances. L'appareil Finsen coûte exactement 3.200 francs, plus les frais du local, de mise en place de la canalisation d'eau circulant dans les accumulateurs de lumière et les compresseurs et pour son écoulement, et enfin pour diminuer de moitié la consommation électrique, l'achat d'un transformateur de 3.000 francs (1).

Aussi, l'auteur de cet opuscule entendait-il souvent divers médecins de l'hôpital Saint-Louis s'étonner que Finsen ne simplifiât pas son appareil, que les médecins électriciens et lui, en particulier, ne s'y attachent pas. Mais dire et faire n'est pas toujours la même chose.

Méthode Foveau-Trouvé. — Cependant à force de nous hypnotiser sur l'appareil Finsen, à l'hôpital Saint-Louis, consacré aux dermatoses, et où aujourd'hui nous lui faisons une légitime concurrence en attendant de le faire délaisser complètement, nous trouvions, et faisions présenter à l'Académie des Sciences de Paris, le résumé suivant et que nous extrayons de l'*Année électrique, électrothérapique et radiographique de* 1900. C'était le rapprochement de la distance, puis l'application connue d'Archimède de réflecteurs spéciaux, qui se combinaient ; et bien que notre collaborateur ne croyait qu'à la cure de l'arthritisme par son miroir parabolique, nous le décidions à construire notre *radiateur* :

« *Nouvelles utilisations pratiques, physiques et*

(1) La consommation par séance d'une heure est de 80 ampères × 110 volts = 8800 watts ou 88 hecto-watts à 0 fr. 14 l'hecto-watt, pour qui ne fait pas de l'industrie, ce qui donne pour une heure et quart 15 fr. 40.

physiologiques de la lumière électrique des lampes à incandescence : MM. le docteur Foveau de Courmelles et G. Trouvé (Institut, 24 décembre 1900, présentation de M. Lippmann) utilisent les miroirs paraboliques, avec lampe à incandescence placée à leur foyer, et augmentent ainsi considérablement la puissance des rayons lumineux puisqu'il n'y a nulle déperdition, concentrés qu'ils sont en un faisceau parallèle et diri-

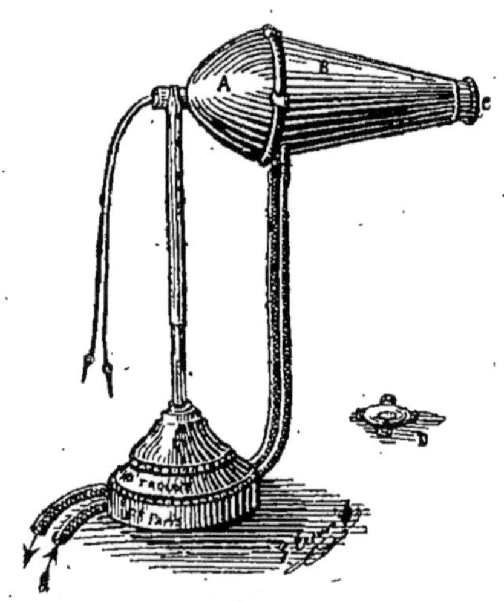

Fig. 7.

APPAREIL FOVEAU-TROUVÉ POUR L'ÉTUDE CHIMIQUE DE LA LUMIÈRE A INCANDESCENCE SPÉCIALE

A. — Réflecteur parabolique.
B. — Double manchon réfrigérant et filtrant la lumière.
C. — Lentille de quartz compresseur en place.
D. — Compresseur séparé pour les applications en place (afin de chasser le sang de la région traitée).

geable à volonté (Trouvé) (1). De ce principe dérivent diverses utilisations... »

...La *lumière chimique*, que Finsen a préconisée en radiothérapie, contre le lupus, jusqu'ici incurable, et qui exige avec lui une intensité lumineuse énorme (fig. 7), est produite par nous dans des proportions très suffisantes ou supérieures, par notre dispositif. En effet, cet appareil destiné à agir physiologiquement, électro-chimiquement sur des tissus morbides, ne peut d'ordinaire, vu sa puissance, sa complexité et sa longueur, que se placer à l'air libre à un mètre ou un mètre cinquante du tissu à modifier; si donc, on le simplifie et que les rayons n'aient à franchir qu'un espace, une distance quatre ou cinq fois moindre, et au lieu de se répartir sur une surface considérable, sont concentrés sur un petit espace, l'intensité est tout entière employée. D'autre part, les nombreuses lentilles du dispositif Finsen ne sont pas sans absorber une grande partie des rayons chimiques de la lumière solaire ou de

(1) Depuis longtemps, M. Trouvé a imaginé le *parabolographe*, appareil qui sert à construire des réflecteurs *exactement* paraboliques; et, depuis 1893, il avait remarqué l'énorme concentration des rayons lumineux ainsi obtenus, et même l'efficacité thérapeutique : un de ses ouvriers perclus de rhumatismes, employé près de ses fontaines lumineuses, ayant été ainsi guéri. Nous-mêmes appliquions, dès 1893 également, la lumière comme agent sédatif local dans certains cas de neurasthénie (voir *Comment on se défend de la Neurasthénie*), puis en grands bains de lumière (*héliothérapie artificielle*), contre les myélites, les rhumatismes... (*Académie de Médecine*, 12 juillet 1900).

l'arc voltaïque de 80 ampères, nécessitée par cette méthode (1). Notre système est formé d'une lampe variant de un à cinq ampères, au foyer du miroir parabolique décrit plus haut, de l'un de nous, Trouvé, puis d'un tronc de cône s'y emboîtant par sa grande base et terminé, à sa petite base, par une lentille plan convexe de quartz, destinée à ne laisser passer que les rayons chimiques ultra-violets; entre la lampe à incandescence et la lentille terminale se trouve, l'un entourant l'autre, un manchon extérieur dans lequel circule un courant d'eau froide constamment renouvelée, et un manchon intérieur contenant une solution cupro-ammoniacale destinée à ne laisser passer que la lumière chimique. L'air chaud entourant la lampe à incandescence peut s'échapper par de petits trous appropriés. Nous avons pu limiter la quantité d'eau employée, généralement considérable, ce qui, joint à l'intensité lumineuse énorme et nécessaire jusqu'ici, rendait difficilement et rarement applicable l'électro-photothérapie; la pompe de l'un de nous, Trouvé, permet de faire circuler indéfiniment la même petite quantité d'eau qui vient se refroidir dans un récipient extérieur. Divers robinets permettent soit la circulation d'eau froide, soit le renouvellement de la solution cupro-ammoniacale que les rayons lumineux altèrent rapidement.

(1) Ainsi que le disait M. Lippmann, en sa présentation à l'Institut, le but des auteurs est de pouvoir, en certains cas, remplacer la lampe à arc par la lampe à incandescence (ou l'acétylène) dont *toutes* les radiations sont utilisées.

Avant d'indiquer nos modifications (*Académie royale de Médecine de Belgique*, 29 décembre 1900), comme il nous a été allégué, malgré notre charbon spécial l'impossibilité d'avoir des rayons chimiques, citons le procédé du docteur A.-V. Minine, de Saint-Pétersbourg, dans la *Semaine médicale* du 11 septembre 1901 ; il « consiste tout simplement à utiliser la lumière d'une lampe à incandescence de la force de cinquante bougies, munie d'une ampoule en verre bleu et d'un réflecteur. Cette lampe doit être placée à une distance d'environ 70 centimètres et de façon que les rayons lumineux tombent sur la surface malade perpendiculairement. Les séances ont lieu tous les jours et durent de dix à quinze minutes ; toutefois, dans le cas où le traitement donne lieu à un prurit intense, il est préférable d'espacer les applications, en prolongeant d'environ un quart d'heure la durée de chacune d'elles.

Ce procédé, simple et peu dispendieux, offrirait l'avantage d'agir très rapidement ; c'est ainsi que M. Minine a obtenu, dans l'espace d'un mois, la guérison complète (et qui remonte déjà à un an et demi) d'un lupus de la joue gauche ayant envahi la muqueuse buccale. Dans un autre cas, où l'infiltration des parties molles de la face était tellement prononcée que le malade éprouvait la plus grande difficulté à ouvrir la bouche, deux séances de photothérapie suffirent à rendre la déglutition facile et indolore et à amener une amélioration qui ne fit que s'accentuer dans la suite. »

Il en résulte que des lampes ordinaires avec des verres colorés et qui peut-être, en transforment les radiations, et dans tous les cas, nos lampes à incandescence spéciale, dont la composition n'a pas encore été publiée, peuvent donner des rayons chimiques suffisants pour agir curativement dans certains cas.

D'autre part, certaines lumières très chimiques comme l'acétylène, comme la lampe à arc, peuvent, en étant placées au foyer d'un miroir parabolique, voir leur pouvoir chimique extrêmement multiplié. C'est l'utilisation constante et répétée d'un principe connu mais très peu utilisé jusqu'ici qui fait l'originalité de la méthode, principe qui n'a rien de commun avec la concentration des lentilles, laquelle ne peut agir que sur une faible surface. J'ai pu faire diverses comparaisons du pouvoir photogénique et de son étendue, et j'ai constaté la multiplication de l'action chimique de la lampe à incandescence spéciale ou d'une faible lampe à arc, par suite l'inutilité pour le praticien qui veut traiter un seul malade, qui ne peut en traiter qu'un seul selon le désir de celui-ci, de l'arc de 80 ampères préconisé par notre savant confrère danois (1). D'autre part, la solution si altérable de sulfate de cuivre

(1) Le radiateur Foveau reste supérieur comme intensité photogénique : du papier sensible exposé pendant 10 secondes au grand Finsen et au Foveau-Trouvé donne pour 80, 7, 6 ampères le même noircissement; le Foveau-Trouvé qui est déjà le moins cher d'achat est donc le moins coûteux par séance pour des effets qui sont identiques et peuvent être supérieurs en augmentant quelque peu le courant.

ammoniacale nous a paru, à l'usage de la lampe à arc, inutile et a été supprimée (1) : deux lamelles de quartz, à double réfraction calculée, entre lesquelles circule de l'eau froide suffisent amplement et permettent encore de diminuer la distance à laquelle agit la lumière chimique : *le refroidissement, la suppression des rayons calorifiques est la seule limite au rapprochement indéfini de la source électro-chimique.* Des tubes terminés par deux lamelles de quartz entre lesquelles circulent de l'eau froide sont de grandeurs différentes selon les régions lupiques, ils peuvent même être introduits dans les cavités et agir sur les compresseurs ; ils forment compresseurs et permettent d'agir sur des surfaces variables, même étendues, au lieu d'obliger l'opérateur, par suite de la faible surface du champ focal des lentilles, de n'avoir d'action, comme Finsen, que sur 1 ou 2 centimètres carrés (fig. 9). D'autre part, les expériences ont montré que les séances pouvaient être moindres même d'une demi-heure, mais de dix à quinze minutes même, au lieu de une heure et quart, comme le conseille notre confrère danois. On voit, en dehors, de l'outillage simplifié et si peu coûteux, quelle économie de temps et d'argent par séance se trouve réalisée ; en outre, le radiateur Foveau, modèle Trouvé ou autre, se fixe partout chez le médecin, le patient ; à la place d'une lampe ordinaire.

(1) *Annales de Médecine et de chirurgie infantiles* (15 février 1901), et *Société des Gens de sciences*, séances de janvier et février 1901.

Des tentatives isolées sur des malades, ont paru démontrer que les lampes à incandescence spéciale de 5 à 8 ampères Foveau-Trouvé suffisent à guérir certains lupus érythémateux, et qu'il faut la lampe à arc de même intensité pour le lupus ordinaire. (Communication à l'Académie royale de Médecine de Belgique, du 29 décembre 1900).

L'appareil est formé d'un miroir parabolique avec la lampe à incandescence ou l'arc en son foyer ; le reste est démontable, de sorte que l'appareil Foveau-Trouvé sert à volonté à *toutes* les applications lumineuses, par le remplacement facultatif de la lampe à incandescence par l'arc. Devant le miroir s'adaptait jadis exactement le tube à solution cupro-ammoniacale aujourd'hui supprimé, l'eau froide continue de circuler abondamment sur le passage des rayons ultra-violets ; plus de lentilles qui absorberaient la lumière, seules, deux lamelles de quartz démontables et formant en quelque sorte, des diaphragmes internes ou externes, pour limiter les surfaces, *devant, sur* ou *dans* le patient, afin de n'y laisser arriver que les rayons chimiques ultra-violets et en étendues limitées ; ces doubles lamelles de longueurs et de surfaces variables forment le compresseur qui n'est pas distinct de l'appareil, et sur lequel s'applique, avec forte compression volontaire, la partie malade. On utilise à volonté la lumière directe ou la lumière totale, par les deux faces du radiateur. Les charbons s'avancent peu à peu, à volonté, par des mouvements analogues à la rotation d'une vis, avec ou sans régulateur. L'eau circulant entre les quartz doit être claire et peu épaisse, c'est-à-dire les quartz être très rapprochés.

Cet appareil a été enfin modifié par un miroir concave interne, qui permet de superposer à la lumière directe des charbons focaux et très près du patient, une surface réfléchie, due aux rayons paralléliques renvoyés en avant par ce miroir concave surajouté à l'intérieur. (Communication au Congrès de l'Association Française pour l'avancement des Sciences, Ajaccio, septembre 1901.) Cette disposition additionnelle permet donc au Foveau-Trouvé d'utiliser :

1° La lumière réfléchie des lampes à incandescence avec ou sans verre coloré (lupus, sciatique, rhumatisme...); 2° la lumière de l'arc continu, totalisée, mais placée de 15 à 20 centimètres du patient (bacillose, glandes, chéloïdes...); 3° la lumière totalisée et placée très près du malade, plus violente (lupus anciens ou nouveaux, selon l'ampérage).

Le traitement n'est pas douloureux, la chaleur étant supprimée; la compression même très énergique qui est nécessaire — l'action chimique ne se produisant que si les tissus sont exsangues, dépourvues d'hématies — se perçoit peu, les résultats sont absolument les mêmes qu'avec le grand Finsen : légère rubéfaction, sensation de cuisson, bulle qui se dessèche et desquame bientôt; au bout de 12 à 15 jours, on refait une application au même endroit, et la guérison se fait durable.

Cette diminution d'intensité de la source génératrice des rayons ultra-violets a une plus grande importance qu'on ne suppose dans la pratique, car, dans les habi-

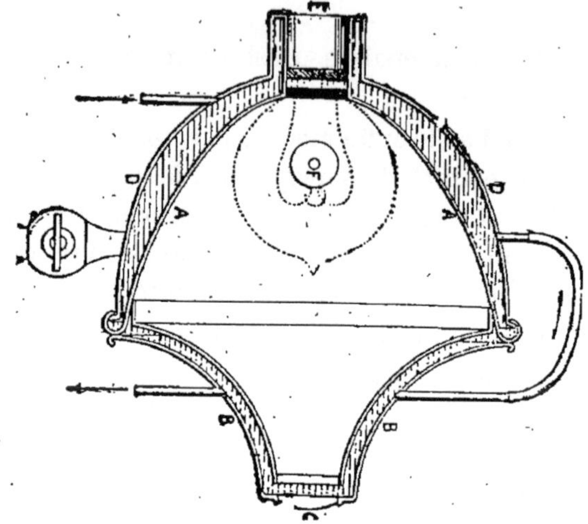

Fig. 8. — Le Foveau-Trouvé vu en coupe.

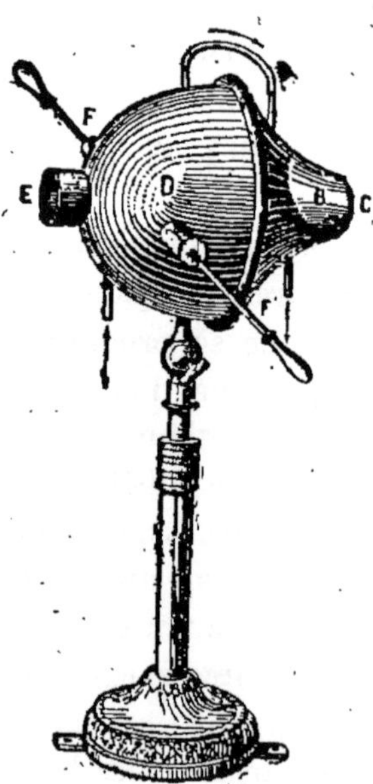

Fig. 9. — Le Foveau-Trouvé vu de profil.

A. Miroir parabolique. — B. Prolongement du cône de concentration. — C. Chambre de quartz compresseur pour l'utilisation des rayons chimiques totalisés. — D. Enveloppe intérieure refroidissante. — E. Ouverture pour l'utilisation des rayons directs et autres pour voir et régler l'arc. — FF. Charbons rapprochables à volonté. — G. Pied articulé et extensible de l'appareil.

tations ordinaires, le médecin employât-il toutes les modalités électriques n'a jamais à sa disposition en plus d'une grande pièce spéciale, quatre-vingts ampères qui lui nécessiteraient une installation très dispendieuse, des câbles énormes, un compteur électrique très volumineux...., aurait-il sur sa demande et par extraordinaire, cette installation qu'il serait obligé, pour récupérer ses frais, de soigner ses malades ensemble et chèrement, et avec une perte de temps énorme. Nous avons vu en dehors des rapports, 8.000 francs d'installation du Finsen (transformateur compris), la dépense de 15 fr. 40 par heure et quart, temps d'une séance, ou 7 à 8 francs avec le transformateur de 3.000 francs compris plus haut. Le radiateur Foveau, modèle Trouvé, se branche à la place d'une lampe, coûte 300 francs environ (d'autres venus depuis sont moins chers encore) et dépense au plus :

$$10\text{ A} \times 110\text{ V} \times \frac{1}{6} \times 0.14$$

ou 0 fr. 26 pour le sixième d'heure ou les dix minutes nécessaires à la séance. Il reste dans les deux cas, nécessaires, la présence du praticien ou de l'infirmier (ici d'un seul) l'eau...

L'hôpital Saint-Louis a aujourd'hui plusieurs services pourvus du Foveau-Trouvé, et fonctionnant à la grande satisfaction des médecins et des malades. Les auteurs ont même imaginé un modèle de clinique, sphéroïdal avec charbons centraux, et permettant au besoin à quatre malades d'être soignés en même temps.

Aujourd'hui, le malade peut donc recourir à la science et au temps du médecin traitant, la méthode est démocratisée et simple, mais les praticiens plus nombreux, seront désormais abordables, car leurs dépenses d'installation, et par séance, sont diminuées dans des proportions considérables. En outre, on n'agit pas seulement sur un centimètre carré comme avec le grand appareil Finsen, mais sur des surfaces beaucoup plus étendues, ce qui diminue d'autant la durée générale du traitement.

Le tuberculeux cutané, ou interne (1), peut trouver dix ou vingt minutes par jour pour prendre chez son médecin ou spécialiste une ou deux séances du Foveau-Trouvé, car ce n'est plus une heure et quart ou deux heures et demie, selon l'étendue de son lupus, de sa glande ou sa chéloïde. On peut même en cas d'urgence faire plus de séances encore par jour, si la face et le corps sont pris.

Idées générales; Méthode Finsen et Foveau-Trouvé. — Dans les cas ordinaires, le lupus vulgaire cède à un petit nombre de séances; les nodules, en pâlissant, s'écartent et disparaissent; les ulcérations diminuent d'étendue et se cicatrisent; les glandes et les chéloïdes se

(1) Communications sur l'amélioration de la phtisie par la lumière chimique aux *Académies de médecine* de Bruxelles et de Paris, 26 octobre et 12 novembre 1901, à l'*Institut de France* et à la *Société de Biologie*, les 11 et 16 novembre 1901.

ramollissent et se fondent ; les fistules tuberculeuses se ferment ; les ganglions indurés disparaissent. L'action n'est pas simplement superficielle, mais profonde, et il n'est pas nécessaire d'avoir des phlyctènes, des brûlures extérieures pour que les phénomènes curatifs se produisent, comme on l'a cru longtemps. Il y a plus, quand des phlyctènes se produisent en certains cas, c'est que l'action est purement superficielle.

On peut se placer sur la joue du papier sensible entre deux verres de montre, bien comprimer, faire agir la lumière chimique et ainsi prouver l'action profonde. Les phénomènes sont différents selon la pression électrique, si l'on augmente le voltage (les secteurs donnant 110 volts et les lampes à arcs pouvant marcher à 45 volts, on a de la marge), en diminuant l'ampérage ; par exemple, il faut un secteur à arc continu, car l'arc alternatif n'a pas donné de résultats jusqu'ici, la lumière de l'arc alternatif projeté sur un écran avec une lentille donne un spectre absolument violet alors que l'arc continu se rapproche du spectre solaire avec rayons rouges, jaunes et oranges renfermés Pour avoir la même intensité dans les deux arcs il faut des charbons spéciaux pour l'arc alternatif. Aussi peut-on faire remarquer, en passant, que l'organisme humain n'est pas seulement la meilleure machine au point de vue du rendement mécanique, mais encore le meilleur enregistreur des radiations lumineuses, chimiques, suggestives, magnétiques, électriques. Tous ces sujets ne doivent pas dépasser une courte durée sous peine de syncope, comme la chéloïde racontée plus loin, aussi, est-il indispensable que le médecin ne se fie qu'à lui-même pour la surveillance de son malade. Si un eczéma complique le lupus, la compression nécessaire au traitement rend parfois celui-ci impossible. Si une plaie saigne après l'application, il faut laisser tranquille un certain temps la région, sinon l'on risque d'enfermer du pus sous des croûtes. Pour les glandes, si les phlytènes sont considérables, on attendra également, mais le Foveau-Trouvé qui n'a besoin que de petites intensités, faciles à obtenir et à régler, ne les produit que dans certains cas déterminés, où elles paraissent nécessaires.

Finsen et ses élèves de Copenhague n'ont obtenu que 2 à 3 0/0 d'insuccès du lupus vulgaire. Nous n'avons à l'hôpital Saint-Louis que fonctionné près d'un an, dans des conditions mauvaises, n'ayant que des malades abandonnés de toutes les médications, et il ne semble pas que nous dépassions cette moyenne. Nous croyons même que toutes les manifestations tuberculeuses cutanées, prises désormais à temps, parce que facilement, rapidement et peu dispendieusement curables, grâce à nous, seront désormais guéries, sans aucun insuccès. D'ailleurs, on croit quelquefois un malade encore doué d'aspect rébarbatif, en proie à son affection, alors que celle-ci disparaît peu à peu, sous l'action accumulée de la lumière, mais sans nouveau traitement ; tous les traitements électriques font de même, et cessés, continuent en l'organisme l'impulsion curative qu'ils lui ont donnée. En revanche, des malades paraissant guéris ne le sont point, parce que des nodules, des petites glandes ont échappé à l'examen et au traitement et s'accusaient ensuite; on les traite alors et elles disparaissent à leur tour.

OBSERVATIONS MÉDICALES

Nous allons donner, résumés, divers cas de malades guéris; nous pourrions en publier un plus grand nombre, mais nous avons jugé inutile de nous répéter, car le processus de la cure se ressemble.

I. — *Chéloïdes.*

Mlle J.-C , 19 ans, chéloïdes sous l'oreille et sous le menton. A été jusqu'ici scarifiée huit fois, dont six dans le service, salle Cazenave, et deux dans un autre service, également à l'hôpital Saint-Louis.

Le 25 juin 1901, on commence le traitement photothérapique avec le Foveau-Trouvé, modèle à concentrateur tronconique.

Les 25 et 26 juin; les 3, 4, 5, 6, 8, 9, 10, 11, 17 juillet, on fait des séances de dix minutes, sans aucuns phénomènes; le 17, une légère brûlure par manque de compression.

Les 18, 19, 20, 21, 22, 24, 25, 26, 27, 29, 30 et 31 juillet ; 1er, 2 et 3 août, on continue les séances de dix minutes, soit en tout 36 séances de dix minutes, avec, entremêlées, cinq séances variant de dix à vingt minutes de durée. Sous le menton, on fait 10 séances.

A la 27e séance (15 minutes), on constate un peu d'énervement, un peu plus à la 28e (20 minutes) ; à la 12e, on a une syncope ; à la 13e, on interrompt devant l'énervement à la 12e minute ; puis devant l'insistance de la malade qui s'améliore rapidement, dont la chéloïde du menton, très large, très dure, se ramollit, pâlit, on passe outre la syncope ; on la ranime par la flagellation du visage tout en continuant la séance.

Les 36e, 37e et 38e séances sont de 10 minutes, sans malaise ; aux dernières séances, la syncope a lieu entre la 8e et la 9e minute.

Les tissus se cicatrisent et se régénèrent.

II. — *Glandes.*

J.. K., 12 ans ; grosse glande sur le côté gauche et médian du cou, le long de la branche mastoïdienne du sterno-cléïdo-mastoïdien, avec autre glande à la joue un peu au dessous de l'oreille, vers la parotide gauche, vient chez moi le 3 janvier 1901. A essayé depuis quatre ans les pommades résolutives, l'huile de foie de morue et les iodures à l'intérieur.

Je prends le Foveau-Trouvé à lampe à incandescence spéciale (5 ampères), à solution bleue cupro-ammoniacale ; l'application d'un quart d'heure est bien supportée. De même, les suivantes, tous les deux jours. Au bout de 25 séances, dont quelques-unes doubles, les glandes ont disparu.

III. — *Ulcérations tuberculeuses.*

P... M., 51 ans ; tuberculeux ganglionnaire. Nodules tuberculeux à la jambe gauche dont un ulcéré. Trois séances du Foveau-Trouvé à concentrateur tronconique, espacées d'une semaine ; les trois nodules isolés cèdent. La plaie se cicatrise (juillet 1901). Les applications ont lieu au centre des nodules, à cause de la dissémination, de l'action à distance. On peut ainsi agir sur plusieurs ganglions en plaçant le compresseur de l'appareil au milieu d'eux.

IV. — *Lupus érythémateux.*

X..., ancien infirmier de l'hôpital d'A..., 23 ans, entre à Saint-Louis pour soigner son lupus érythémateux qui a résisté à toutes les médications.

Le 2 juillet 1901, séance : 15 minutes ; un peu d'œdème ; le 4, deuxième séance : 10 minutes ; réaction faible ; les 5 et 6, 8, 9 10, même durée de 10 minutes, la réaction est très forte à chacune de ces séances ; le 12, la réaction est plus forte, il y a même une légère brûlure par manque de compression.

Le 15 juillet, simplement 7 minutes avec augmentation du voltage et diminution de l'ampérage.

Les 16, 17, 19, 20, 22, 23 juillet, les séances continuent avec des variations du potentiel de 80 à 95 volts, et en allant inversement comme intensité de 12 à 8 ampères, et la réaction s'accentue. (Ce fait est intéressant à noter, car il permet encore d'économiser de l'énergie électrique; les secteurs allant à 110 volts, on est obligé de diminuer le voltage par le réhostat qui absorbe l'excès. Le courant laisse toujours au secteur passer 110 volts, il y a donc intérêt à utiliser médicalement le plus possible de ces 110 volts et surtout de diminuer l'ampérage).

Du 24 au 29, repos; une application ayant eu lieu à la tempe et le malade s'étant plaint de fortes douleurs dans la tête. Ce phénomène ne s'est d'ailleurs jamais reproduit, ni pour ce malade ni pour le grand nombre d'autres soumis au traitement.

Les 1er, 2, 3, 4 août, on traite la grande tache de la joue (10 ampères et 25 volts), 7 minutes les trois premières séances et 15 minutes la quatrième; on a une très forte réaction chaque fois.

La figure est rouge comme un homard; on reprend le 16 quand elle est devenue blanche avec 7 minutes, 8 ampères, 95 volts.

Les 21, 24, 27 août, les 2, 3, 4 septembre, on fait des séances de 7 à 10 minutes, et par excès de précaution, sur des petits points, sur le bout du nez, la joue droite, le coin de la paupière supérieure gauche (8 ampères, 95 volts).

Il part guéri le 5 septembre.

V. — *Lupus vulgaire.*

R. B.., 22 ans, salle Cazeneuve, lupus de la face, datant de 12 ans.

En juin 1901, les 26. 27, 28; en juillet, les 2, 3, 4, 5, 6, 8, 9, 10, 11, 15, 16, 17, 18, 19, on fait des séances de 10 à 15 minutes, 90 ampères, 8 à 12 volts, sans réaction externe, ni douleur; le 20 juillet celle-ci est de 58 minutes comme expérience, car d'autres malades d'une salle voisine, se plaignaient, chaque fois, d'étourdissements, de vertiges, au bout de 30 minutes, souvent moins, lorsqu'ils étaient soumis à un Finsen simplifié plus complexe et postérieur au Foveau-Trouvé; ce dernier est admirablement supporté. Les séances se continuent en août, septembre, octobre. Toute la moitié centrale du visage est envahie, on sent au toucher de nombreux nodules tuberculeux. On agit sur une surface de deux à trois centimètres carrés à chaque séance. Une fistule tuberculeuse située au menton est desséchée et tarie en trois séances; une autre, au bras, rétrocède de même. La peau tuméfiée, nodulaire du visage devient lisse peu à peu, et souvent une simple application suffit pour la guérison de la région traitée. De la tuberculose osseuse du bras, un léger souffle au sommet du poumon gauche disparaissent de même.

L'appareil employé est d'abord le Foveau-Trouvé à concentrateur, puis le modèle à miroir concave interne ; ce dernier donne à volonté des phlyctènes, selon l'intensité utilisée, 8 à 12 ampères. On a pu, sur le même sujet, produire ou non, ces réactions superficielles et suivre le processus curatif : il semble que la manifestation extérieure est non seulement inutile, mais encore nuisible à l'action profonde.

Nous n'insisterons pas sur les observations médicales, toutes semblables, et où la guérison se produit peu à peu, sans douleur, sans réaction généralement (celle-ci ne se produisant que très rarement dans le grand appareil Finsen, étant inutile à la guérison et n'ayant lieu dans le Foveau-Trouvé que si on le désire). Le processus curatif est bien le même dans ces deux systèmes dérivés d'une même idée, basé sur les mêmes principes et ne différant que par une utilisation plus ou moins parfaite de l'énergie employée. Les malades se comportent et guérissent de même. Dans tous les pays, la méthode simplifiée est demandée et s'applique pour la plus grande satisfaction des médecins et des malades.

CONCLUSIONS

En résumé :

Toutes les tuberculoses, internes ou externes, se trouvent bien de l'action de la lumière.

Pour les tuberculoses cutanées qui siègent sur toutes les parties du corps et souvent à la face et au cou, l'action est encore plus nette, elles sont désormais curables, facilement curables, sans opération chirurgicale, par la lumière chimique, qu'il s'agisse de tumeurs ulcérées ou non, de lésions simplement gênantes, ou totalement défigurantes.

Il convient de les soigner dès le début pour éviter leurs généralisations et diminuer la longueur du traitement.

La photothérapie est le seul agent physique qui agisse constamment et sûrement, contre les lupus, les glandes, les chéloïdes, les abcès froids, les ulcérations tuberculeuses.

La photothérapie utile est celle de Finsen, qu'elle soit celle de l'inventeur danois, ou sa complète transformation (Foveau-Trouvé), laissée dans le domaine public et si simple et si pratique ; c'est à ces applications chimiques rationnelles de la lumière qu'il faut recourir, et à elles seules.

Le traitement exige, pour produire tous ses effets et les donner rapidement, la connaissance des phénomènes lumineux, et surtout une grande prudence doublée d'une surveillance active et éclairée.

TABLE DES MATIÈRES

Pages

Préface 5

PREMIÈRE PARTIE

Des diverses tuberculoses cutanées. — Description et pathogénie 9

Glandes normales et pathologiques 10

Évolution et formes de la tuberculose cutanée 12

Tubercules avec ou sans bacilles. 14

Cicatrisation et résorption tuberculeuse. . 15

Des diverses variétés de lupus 16

Glandes diverses : adénites, acné, épithélioma 18

DEUXIÈME PARTIE

Traitements classiques. Médecine et chirurgie cutanées. 21

Parenté des tuberculoses internes et externes. Hygiène 21

Actions toniques de l'air et de la lumière . 22

Sanatoriums et Eaux minérales. 24

Suralimentation et Médications. 25

Chirurgie cutanée. Pyrogalvanie, râclage, scarifications 25
Électricité. 27

TROISIÈME PARTIE

Traitement photothérapique 28
Actions antiseptiques de la lumière. . . . 28
Méthode de Finsen. 41
Méthode Foveau-Trouvé 47
Idées générales. — Méthodes Finsen et Foveau-Trouvé 58
Observations Médicales 61
Conclusions. 67

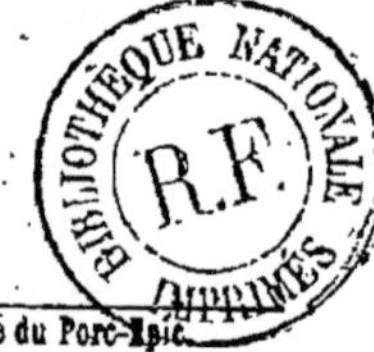

Le Mans. — Association ouvrière (Hauboussin, Jobidon & Cie), 5, rue du Porc-Épic.

www.ingramcontent.com/pod-product-compliance
Ingram Content Group UK Ltd.
Pitfield, Milton Keynes, MK11 3LW, UK
UKHW022110170726
13837UKWH00003B/1143

9 782019 997373